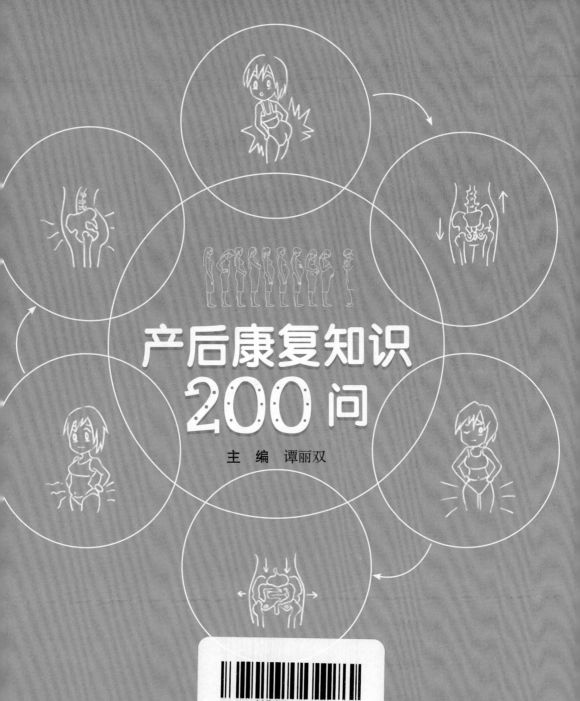

产后康复知识 200问

主 编 谭丽双

U0194299

全国百佳图书出版单位

中国中医药出版社

·北京·

图书在版编目（CIP）数据

产后康复知识 200 问 / 谭丽双主编 . —北京：中国中医药出版社，2023.7
ISBN 978 – 7 – 5132 – 8101 – 0

Ⅰ . ①产… Ⅱ . ①谭… Ⅲ . ①产褥期—妇幼保健—问题解答
Ⅳ . ① R714.6–44

中国国家版本馆 CIP 数据核字（2023）第 054886 号

中国中医药出版社出版

北京经济技术开发区科创十三街 31 号院二区 8 号楼
邮政编码　100176
传真　010-64405721
河北品睿印刷有限公司印刷
各地新华书店经销

开本 710×1000　1/16　印张 16.25　字数 238 千字
2023 年 7 月第 1 版　2023 年 7 月第 1 次印刷
书号　ISBN 978 – 7 – 5132 – 8101 – 0

定价　99.00 元
网址　www.cptcm.com

服 务 热 线　010-64405510
购 书 热 线　010-89535836
维 权 打 假　010-64405753

微信服务号　zgzyycbs
微商城网址　https://kdt.im/LIdUGr
官 方 微 博　http://e.weibo.com/cptcm
天猫旗舰店网址　https://zgzyycbs.tmall.com

如有印装质量问题请与本社出版部联系（010-64405510）

编委会

主　编	谭丽双
副主编	王圣治　李思琦　马影蕊　李焕峰
编　委	胡晓丽　张　莹　段晓莹　张　群　王　欢
	赵　欣　边新贺　柳　婷　韩雨蒙　高　清
	邓　洁　冯　喆　李文博　王　妍　郝伟娜
	侯　雨　张　苗　许　颖　孙　行　侯佳辰
	谭宏洁　倪　菲　杨茗茜　袁东超　陈　娜
	王惠莹
绘　图	董雨晴

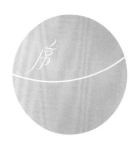

怀孕分娩是人类世代繁衍生息中伟大的生理过程，然而，经历孕产后的女性在生理、心理和社会等各个方面都发生了翻天覆地的变化，漏尿、便秘、脏器脱垂、性功能障碍、乳腺疾病及各种痛症困扰着产后女性，影响了家庭生活质量。因此，产后康复治疗和健康管理逐渐成为康复治疗专业具有创新与挑战的学科领域，也是我们康复从业人员不断探索和科学普及义不容辞的责任。

辽宁中医药大学附属医院谭丽双主任兼任中国康复医学会物理治疗专业委员会女性健康学组副主任委员，始终致力于提升东北地区乃至全国的产后康复的发展和研究，多年来一直在产后康复一线工作，不断探索和总结经验，结合日常工作中从业人员和客户遇到的常见问题整理成书，在产后常见病症的病因分析、康复评估、治疗方案制定、运动处方、日常生活行为指导、疾病预防等多方面多维度贯穿融合，并赋予创新。该书源于临床常见问题，将理论与实践紧密结合，采用一问一答直击问题要点，图文并茂，通俗易懂，突出了孕产康复指导与日常管理的实用性，便于读者学习、掌握和应用，为产后康复专业发展作出了贡献。

衷心希望此书能伴随每一位育龄女性的日常生活，并成为产后康复领域从业人员的指导用书，我相信此书的出版将对我国女性孕产健康专科发展具有积极的推动作用！

中国康复医学会物理治疗专业委员会女性健康学组 主任委员

陆军军医大学西南医院康复科副主任 周贤丽

2023 年 3 月

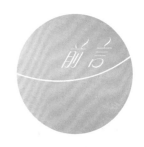

　　"十月怀胎，一朝分娩。"准妈妈们经历了幸福而忐忑的孕期，正式投入到宝宝降生后兴奋与操劳的日子，在人生里程碑式的重要时期，许多产后女性一定有很多的困惑：怎样度过难熬的月子，为什么出了月子阴道还会流血，什么是产后康复，产后需要做盆底康复吗，何时又如何开始科学运动，何时又如何恢复产后性生活，如何才能让奶水充足又不长肉，如何科学喂养宝宝，产后臃肿的身材还能变身辣妈吗……

　　这些疑问不只来自产后妈妈及其家庭，也来自很多产后康复从业人士，他们经常被顾客提出问题，却又不知如何规范、准确地回答，无法给予产后妈妈们科学的指引。

　　产后康复涉及领域广阔，已越来越受到康复医学科、妇产科、肛肠科、泌尿外科、乳腺科及营养科等学科专业人士的高度重视，并逐步形成多学科合作模式，同时更受到当今社会的广泛关注，并亲身体验、倍加重视。近年来，随着产后康复产业的迅猛发展，个体门店如雨后春笋般诞生，对产后康复人才和专业知识的需求日益凸显。

　　我们团队本着学习、借鉴、总结、科普的想法，将每日工作中遇到的实际问题进行收集和整理，编写了《产后康复知识200问》一书。当然，书中的问答超过了200问，集产褥期管理、盆底肌修复、腹直肌分离修复、骨盆调理、漏尿、便秘、性功能障碍、盆腔脏器脱垂、乳腺管理、饮食调理、形体恢复及瘢痕等康复管理于一体，通过一问一答的形式，针对临床工作中顾客及初涉产后康复行业人员常见问题进行答疑解惑，并配以形象的手绘图片和生动的训练照片，图文并茂，使广大读者知识信息获取得更便捷明了，更易于理解和应用，也更方便随用随查。

在此，我衷心地感谢医院领导在我编写此书时给予的鼓励，感谢中国康复医学会物理治疗专业委员会女性健康学组周贤丽主任委员的大力支持，感谢伙伴们每个夜晚坚持陪伴我爬格子，感谢董雨晴小画家描绘了每一幅生动的插图，感谢我的同事韩雨蒙小美女模特配合我摆拍了每一个优美的动作，感谢我的同事边新贺小伙子精心修图，还要感谢中国中医药出版社编辑及全体同仁为本书出版付出的努力。

为响应《"健康中国 2030"规划纲要》提出的健康中国建设目标和任务，促进康复医学快速发展，继《照顾好你的盆底——孕期及产后盆底功能强化与康复训练》一书后，编写这本关于产后多维度康复与管理书籍，希望能给产康行业人员一些借鉴，为备孕、已孕和产后女性一些指导，积极推动产后康复知识普及和专业发展，惠及百万家庭！

本书在编写过程中查阅并借鉴了大量的书刊，由于篇幅所限，参考书目及文献未能一一纳入，在此一并致谢。同时由于编者水平有限，疏漏之处在所难免，恳切希望广大读者提出宝贵意见，以便再版时修订提高！

中国康复医学会物理治疗专业委员会女性健康学组 副主任委员

辽宁中医药大学附属医院康复中心 谭丽双

2023 年 3 月

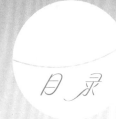

目录

第一篇　产后康复概述

第二篇　产褥管理

第三篇　产后盆底康复

第四篇　产后排尿障碍的康复治疗

第七篇　产后性功能障碍的康复治疗

第十篇　产后腹直肌分离修复

第十一篇　产后运动指导

第十二篇　产后乳腺管理

第十五篇　剖宫产瘢痕与妊娠纹管理

"十月怀胎，一朝分娩。"以分娩为终点的漫长孕期是每一位产妇都难以忘怀的人生经历！无论是生理上还是心理上，女性在孕期、分娩过程、产后哺育宝宝及生活行为习惯等各个方面都发生了翻天覆地的变化。那么，我们该如何应对产后的这些变化呢？对女性的产后康复指导已迫在眉睫，就让我们一起来探讨产后康复中您会遇到的疑虑和困惑吧！

为什么要进行产后康复？

1. 在孕期内，随着胎儿的生长发育，日渐增大的子宫对盆底造成长期压迫，引发盆底肌松弛；腹部增大导致身体重心前移，腰椎代偿性前凸，引发孕期腰痛等不适。孕期激素水平的变化，松弛素的分泌，导致骨盆关节韧带松弛，引发耻骨联合分离、骶髂关节或骶尾关节错位，引发腰骶疼痛等症状。

2. 在分娩过程中，由于胎儿先露部长时间的压迫，使盆底肌肉和筋膜造成极度扩张以致弹性降低，或多或少会出现会阴的撕裂伤，以及胎儿对膀胱的压迫导致产后尿潴留、尿失禁等问题；引起肛周组织水肿或损伤，进而出现排便障碍或诱发痔疮；胎儿通过产道时造成骨盆扩张，导致骨盆带疼痛问题。

3. 产后体态的改变，如大肚腩、假胯宽、扁平臀、圆肩驼背等，甚至遭受产后腰背疼痛和骨盆带疼痛等问题的困扰，严重影响时尚辣妈们的生活质量。

4. 中老年女性发生漏尿、盆腔脏器脱垂、性功能障碍等盆底功能障碍性疾病，可能是多年前怀孕分娩损伤引起的。所以产后早期可能没有出现上述症状或者症状较轻，但是步入中老年后症状就会凸显出来，且康复效果不好，症状严重患者还需要手术治疗，会带来更大痛苦与损伤。

5. 研究表明，产后一年内是产后盆底康复的黄金期，6 个月内进行盆底康复疗效较好，产后早发现、早治疗是预防盆底功能障碍性疾病的最佳选择。

什么是产后康复？

产后康复是指在科学健康理念的指导下，在系统全面评估的基础上，针对女性产后这一特殊时期的生理和心理变化，进行个性化的康复管理、指导和训练，包括产后子宫复旧、盆底修复、骨盆调理、形体恢复、母乳喂养、疼痛治疗、瘢痕修复、心理、营养及行为习惯等方面全方位的评估、康复与行为指导，使产妇在分娩后身心健康得到快速、全面的恢复。

产后康复的原则和目的是什么？

1. 产后康复的原则是"早发现、早诊断、早治疗"。

2. 产后康复的目的是帮助产妇在身体结构、生理功能、生活活动、社会参与、所处环境及心理状态等方面得到最大限度的恢复。

（1）促进产妇的子宫复旧、恶露排出。

（2）科学调整饮食结构，促进产后身体功能恢复。

（3）科学泌乳，预防泌乳期间并发症（如乳腺炎）的发生。

（4）恢复盆底肌肉、筋膜的可塑性与稳定性，预防盆底功能障碍性疾病的发生。

（5）恢复阴道的弹性和紧张度，促进产后性和谐。

（6）减少脂肪沉积，恢复腹部、腰背部及臀部等肌肉的力量，以提高核心稳定与控制力，缓解产后腰背疼痛及产后虚弱疲劳，促进产后形体恢复。

产后康复前要进行哪些健康评估？

产后康复前须由专科医生对产妇的身体功能进行系统的评估，包括：

1. 子宫复旧情况。

2. 会阴恢复情况，如阴裂口是否闭合、外阴切口或撕裂伤是否愈合。

3. 盆底电生理评估。

4. 指诊评估。

5. 骨盆、腰椎及周围筋膜、肌肉、韧带的结构功能评估。

6. 母乳喂养情况。

7. 腹围、体脂率、饮食、运动、睡眠及二便情况。

8. 产后性生活与避孕措施。

9. 产妇心理状况。

10. 盆腔超声、血／尿常规、白带常规等检查。

生产多年后再进行康复还有用吗？

想让身体恢复到理想状态，任何时候康复都不会太迟，即"一次生产，一生养护"。在妊娠和分娩过程中，身体变化所造成的影响不仅仅有大肚腩，还会引起腰背痛、骨盆带疼痛，甚至会诱发盆腔内的一些症状，如压力性尿失禁、盆腔脏器脱垂等。这些症状可能不是在刚生完孩子就会发生，而是随着年龄增长和生活磨砺而逐渐暴露出来的。研究表明，这些问题可能在分娩多年之后逐渐显现，因此，女性一生中的任何阶段都可以进行预防性或治疗性康复。

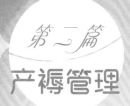

第二篇

产褥管理

产褥期是从胎盘娩出至全身各器官除乳腺外恢复或接近正常未孕状态所需的一段时期，一般需要6～8周，民间俗称"坐月子"的时间。产褥期母体的变化包括全身各个系统，其中以生殖系统变化最为显著，也是女性一生中生理及心理发生急剧变化的重要时期之一，因此产褥期的科学管理对于产后女性身体功能的恢复至关重要。

产妇在产褥期内身体发生了哪些变化？

在孕期，女性的身体发生了巨大的变化，而分娩后进入产褥期，产妇的生殖、循环、消化及泌尿系统等同样发生了改变，尤以生殖系统变化最为显著。

1. 生殖系统

（1）外阴：分娩后外阴轻度水肿较为常见，通常在产后2～3天自行消退。如果会阴部有轻度撕裂，3～5天也会愈合。同时，处女膜因在分娩时撕裂形成残缺痕迹，会形成处女膜痕。

（2）阴道：分娩后，阴道壁变得松弛，黏膜皱襞会消失。产后3周，黏膜皱襞逐渐重新出现。但是，阴道腔不会缩至产前的状态，皱襞也不会恢复至产前的数量，至产褥期结束，阴道尚不能恢复到未孕时的紧张度。

（3）肌肉：骨盆腔内肌肉包括盆底肌和盆壁肌，其上下覆盖着筋膜及穿梭其间的神经和血管等结缔组织。在分娩过程中，由于盆底组织被过度扩张，弹性减弱，甚至造成肌纤维、神经断裂损伤。在产后 1 周内，盆底肌肉、筋膜的水肿和淤血迅速消失，张力逐渐恢复。如果分娩中盆底肌及其筋膜发生了严重的断裂，有可能会导致阴道壁膨出，严重时会导致子宫脱垂等。

（4）子宫：主要表现为子宫体肌纤维的缩复，产后 6 ～ 8 周时，子宫恢复到未孕时大小，子宫内膜再生，胎盘附着处的创面全部修复。

2. 循环系统

妊娠期血容量增加，使产妇出现水肿的现象，一般于产后 2 ～ 3 周恢复至未孕状态，水肿逐渐消失。同时，凝血系统在产褥早期处于高凝状态，需在产后 4 周才可恢复，血液系统红细胞及血红蛋白逐渐增多，红细胞沉降率于产后 6 ～ 12 周才能完全恢复。

3. 内分泌系统

分娩后，雌激素和孕激素水平急剧下降，至产后 1 周时已降至未孕时水平。不哺乳产妇通常在产后 6 ～ 10 周月经复潮，平均在产后 10 周左右恢复排卵。哺乳产妇的月经复潮会有延迟，甚至有的产妇在哺乳期月经一直不复潮，平均在产后 4 ～ 6 个月恢复排卵。

分娩后如何自我检测恶露？

产后恶露是指产后随子宫蜕膜脱落，含有血液、坏死蜕膜等组织经阴道排出，是产妇在产褥期正常的生理变化。

产后正常恶露有血腥味，但无臭味，持续 4 ～ 6 周，总量约 500mL。通常将恶露分为 3 种。

（1）血性恶露：持续时间为 3 ～ 7 天，量如平时月经，色鲜红，没有异味。

（2）浆液性恶露：血性恶露干净后为浆液性恶露，色淡红，持续时间为 7 ～ 10 天。

（3）白色恶露：浆液性恶露之后为白色恶露，通常会持续 10 ～ 21 天。

如果产后恶露持续超过 42 天没有干净，或伴有异味，提示子宫复旧不良，或可能宫腔内残留部分胎盘或胎膜等组织，或可能有感染，建议产后 42 天进行常规检查。

如何预防产后子宫复旧不良？

1. 产妇分娩后要充分休息，保证充足的睡眠，避免过度疲劳。

2. 产后要加强饮食营养，多吃鱼、肉、蛋等含蛋白质丰富的食物，以及富含维生素和矿物质的新鲜蔬菜和水果，并补充足够的汤水。

3. 鼓励母乳喂养，通过宝宝吸吮对乳头的刺激作用，促进子宫收缩。

4. 月子期间要保持良好的心理状态，情绪调畅则利于气血运行。

5. 加强外阴部护理，保持局部卫生。

6. 如果恶露量较多，持续 42 天以上，出现异味等情况，建议到正规医院系统检查，可遵医嘱使用药物，必要时进行清宫处理。

产后应该怎样护理会阴部？

1. 自然分娩的女性，建议用温水清洗外阴，或遵医嘱选用无刺激的消毒液冲洗外阴，每日 2 ～ 3 次，平时尽量保持会阴部清洁及干燥。

2. 因分娩过程中，阴道组织受到最大程度的牵张，导致会阴部的肿痛，可对水肿部位进行硫酸镁湿敷或冰敷，产后 48 小时后可用红外线照射外阴部。

3. 每日检查外阴，观察有无红肿、硬结及分泌物。若伤口感染，有脓臭异味，应及时到医院就诊。

4. 盆底肌收缩运动（Kegel 运动），可加快血液循环，促进盆底组织尽快恢复。

什么是产褥中暑，应该怎样预防？

基于中国传统"坐月子"的理念，产褥期为避免受寒而衣物较厚，导致产妇在高温环境下，体内的余热不能及时散发，引起的中枢性体温调节功能障碍的急性热病，被称为产褥中暑，又称产褥期热射病。主要表现为口渴、多汗、心悸、恶心、胸闷、四肢无力，甚至体温升高到 38℃以上，出现水电解质紊乱、循环衰竭和神经系统功能损害等。若是出现以上现象，应迅速降温，及时纠正水、电解质紊乱及酸中毒，迅速降低体温是抢救成功的关键。

正常情况下，产后一周内皮肤排泄功能旺盛，会排出大量汗液，尤以夜间睡眠和初醒时更明显，属于正常现象，应注意补充水分，防止脱水。为了预防出现产褥中暑，产褥期建议改变产妇居住的高温环境，适当通风，及时补充水分。

第三篇

产后盆底康复

女性盆底是由封闭骨盆出口的多层肌肉和筋膜组成，有尿道、阴道和直肠贯穿其中。盆底肌肉、筋膜、韧带及其神经、血管构成了复杂的盆底支持系统，它们互相作用和支持，犹如一张"吊网"，承托并保持子宫、膀胱和直肠等盆腔脏器的正常位置（图3-1）。

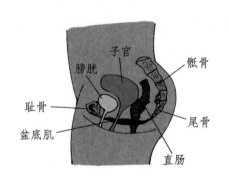

◆ 图3-1　女性盆底肌结构图

一旦盆底这张"吊网"弹性变差或"吊力"不足，便会导致"网"内的器官无法维持在正常位置，从而出现相应功能障碍，如大小便失禁、盆腔脏器脱垂、性功能障碍等。

女性盆底有哪些结构和功能？

1. 盆底肌　由外向内分为三层。

（1）外层：包括球海绵体肌、坐骨海绵体肌、会阴浅横肌、肛门内外括约肌。

（2）中层：包括会阴深横肌、尿道括约肌。

（3）内层：包括肛提肌（耻骨阴道肌、耻骨直肠肌、耻骨尾骨肌、髂尾肌）和尾骨肌。

2. 盆壁肌　包括闭孔内肌和梨状肌。

3. 盆筋膜　包括深筋膜和浅筋膜。

浅筋膜又称为 Colles 筋膜。深筋膜包括盆壁筋膜、盆膈筋膜和盆脏筋膜，彼此相互融合构成一个整体。

盆壁筋膜又包括骶前筋膜、梨状肌筋膜和闭孔筋膜；盆膈筋膜包括盆膈上筋膜和盆膈下筋膜；盆脏筋膜包括膀胱上筋膜（脐正中韧带、膀胱外侧韧带、耻骨膀胱韧带、膀胱后韧带）、子宫韧带（子宫阔韧带、子宫主韧带、子宫圆韧带、骶子宫韧带、耻骨子宫颈韧带）、尿道韧带（尿道周围韧带、尿道旁韧带、耻骨尿道韧带）及直肠侧韧带。

这种筋膜的整体理论决定了器官组织之间相互关联、相互影响的特性，也就是说某个器官或组织出现问题时，会引起周围其他部位的张拉结构改变，机体功能就会出现相应的代偿而引发临床症状。例如孕期盆底组织长期受压、分娩时的会阴侧切及盆腹部手术等都会造成局部筋膜损伤，神经支配和血流供应减弱，而筋膜受损后发生粘连或致密化。这种局部张拉结构的改变，会随着时间的推移代偿性引发腰背痛、骨盆带疼痛，甚至肩颈不适、头痛、膝痛、足跟痛等。

4. 盆膈　解剖学上的盆底也称盆膈，由肛提肌、尾骨肌及覆盖于两肌上面和下面的盆膈上筋膜和盆膈下筋膜所构成，封闭骨盆下口的大部分。

5. 盆腔韧带　包括前后骶髂韧带、骶结节韧带、骶棘韧带及与腰椎相关联的髂腰韧带。

盆底肌的功能和分类是什么？

1. 功能

（1）承托：盆底肌能够承托盆腔脏器并固定盆腔脏器在正确的位置上，怀孕期间，盆底还承托着胎儿。

（2）协助呼吸与维持腹压：盆底肌与膈肌、腹肌协助参与呼吸过程；当咳嗽、打喷嚏或大笑时，盆底肌可缓冲和吸收压力。

（3）括约：盆底肌的收缩功能体现在控制排尿、排便和排气等方面。另外，当性活动或性高潮时，对阴茎产生紧致的包裹感。

（4）稳定：当盆底肌与其他周围肌肉协作时，能够使骨盆在站立和行走时保持稳定。

2. 分类

（1）正常盆底肌：表现为感觉运动控制良好，可自如地完成收缩与放松，如排尿或排便时盆底肌放松，而有尿意或便意但环境不允许排尿或排便时盆底肌收缩。

（2）过度活跃型盆底肌：表现为排尿、排便或性生活时盆底肌不能放松，可能存在发生排尿障碍、膀胱过度活动、便秘和 / 或性交痛等隐患。

（3）活动减弱型盆底肌：表现为肌肉不能充分收缩或保持收缩，出现漏尿、排便无力、性冷淡及盆腔脏器脱垂等。

（4）无功能型盆底肌：表现为盆底肌完全失活，可引起多种盆底功能障碍症状。

影响盆底功能相关的因素有哪些？

1. 怀孕期间对盆底的影响

（1）生物力学改变：随着孕周的增加，孕妇体重逐渐增长，增大的子宫直接压迫盆底，使盆底肌受到长期的牵拉而变得松弛无力，引发漏尿、便秘等症状，甚至部分孕妇在孕早期就已经出现阴道壁膨出或子宫脱垂。孕妇腹部增大导致身体的重力轴前移，造成骨盆前倾和 / 或前移，使盆底肌筋膜和腰背部肌肉发生失代偿状态，导致盆腹及腰背部疼痛等（图 3-2）。

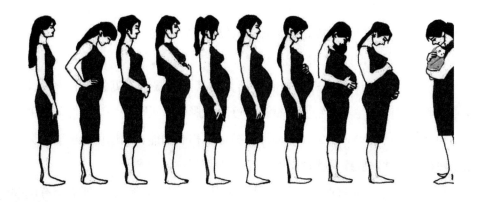

◆ 图 3-2　女性孕期变化示意图

（2）激素水平变化：怀孕期间激素水平发生较大变化，尤其是松弛素的水平从怀孕 8 周开始逐渐增高，怀孕 6 ～ 7 个月达到分泌高峰，使得盆底韧带变得松弛、关节支撑能力下降，出现腰背疼痛，甚至骶髂关节疼痛或耻骨联合分离等症状。

2. 阴道分娩过程对盆底的影响

（1）分娩过程中，由于胎头对阴道的挤压，对盆底肌肉过度牵张，造成会阴撕裂、会阴神经损伤等问题，从而导致盆底功能障碍性疾病的发生，如压力性尿失禁、排便无力、子宫脱垂、性功能障碍及慢性盆腔疼痛等（图 3-3）。

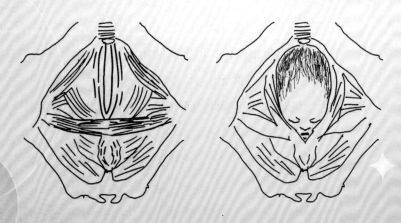

◆ 图 3-3　分娩前后会阴变化示意图

（2）胎儿娩出时，由于过度用力冲击尾骨而使骶尾骨向外扩张，导致骶尾关节错位，出现骶尾部疼痛，甚至无法坐位给宝宝喂奶。

3. 剖宫产对盆底的影响

经剖宫产后的女性腹部会留有瘢痕，尤其是肉眼看不见的腹腔内的深层筋膜或脏器之间发生不同程度的粘连，严重地影响着人体腹腔与盆腔筋膜的张拉结构及脏器的律动和功能，进而影响整体结构和功能，远期可能会引发尿失禁、便秘、慢性盆腔疼痛或性交疼痛等。

有人说，选择剖宫产，目的就是保护盆底功能，产后盆底是不会有问题的。其实不管是剖宫产，还是自然分娩，只要有过妊娠和生育史的女性，盆底都与孕前有所不同。因为怀孕过程中，体重增加、子宫增大均会对盆底造成长时间持续牵拉而导致盆底损伤。同时孕期激素水平变化使盆底组织变得松弛，而且妊娠次数越多，损伤越严重。所以，不论是阴道分娩还是剖宫产分娩方式均有必要接受适当的盆底康复。

4. 呼吸模式对盆底肌的影响

正确的呼吸模式是拥有健康盆底的关键所在。正常情况下，人体的膈肌与盆底肌（盆膈）上下呼应，即吸气时膈肌收缩下降，盆底肌会相应向下运动，呼气时膈肌自然回弹，盆底肌也会收缩向上，形成良好的盆腹动力，也就是说，只有正确的呼吸模式才能发挥良好的盆腹动力。

另外，孕期随着子宫逐渐增大，膈肌被迫抬高，活动范围变小，严重影响呼吸功能。在产后子宫虽已复旧归位，但膈肌的功能和活动性仍处于低下状态，甚至出现肋骨外翻，腹部核心肌群无法参与到呼吸过程中，出现异常的呼吸模式，破坏了盆腹动力学机制，严重影响盆底功能，或继发盆底功能障碍性疾病。

5. 产后"大肚腩"与盆底肌功能的关系

产后"大肚腩"通常与腹直肌分离、骨盆前倾有关。当发生腹直肌分离和／或骨盆前倾后，膈肌与盆底肌的结构和功能就会处于失衡状态，导致呼吸模式和盆腹动力学的异常，严重影响产后盆底肌功能的恢复。另外，当盆底结构和功能出现异常时，会反过来影响腹直肌分离的修复，形成恶性循环。因此，产后的"大肚腩"与盆底肌的功能是密切相关的。

产后盆底肌受损造成的盆底功能障碍性疾病有哪些？

由于妊娠和分娩对女性盆底肌造成损伤，可导致盆底功能障碍性疾病的发生。那么，究竟什么是盆底功能障碍性疾病呢？

盆底功能障碍性疾病（pelvic floor dysfunction，PFD）又称盆底缺陷或盆底支持组织松弛，是由各种病因如退化、妊娠、分娩、手术、创伤等，导致盆底支持组织变薄或结构功能异常，进而引发尿、便、垂、性、痛等方面的功能障碍。

1. 排尿异常　如尿失禁、尿频、尿急、夜尿、排尿延迟、排尿中断、排尿费力、尿不尽感、尿潴留等。

2. 排便异常　如便秘、便失禁、排便无力等。

3. 盆腔脏器脱垂　如子宫脱垂、阴道前壁膨出、阴道后壁膨出及穹窿脱垂等。

4. 性功能障碍　如性欲减退、性唤起障碍、性高潮障碍、性交疼痛等。

5. 慢性盆腔疼痛　如子宫内膜异位症、慢性盆腔炎、盆腔静脉淤血综合征、外阴疼痛综合征、子宫腺肌病、痛经、肠易激综合征、慢性肛门疼痛、间质性膀胱炎、梨状肌综合征、阴部神经痛等（图3-4）。

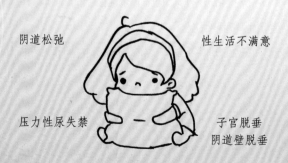

阴道松弛　　　　　　　　性生活不满意

压力性尿失禁　　　　　　子宫脱垂
　　　　　　　　　　　　阴道壁脱垂

◆ 图3-4　由于盆底肌受损引发了盆底功能障碍性疾病

产后功能评估与筛查的内容有哪些?

通常在产后 42 天需要进行常规盆底功能评估与筛查,具体内容包括:

1. 病史采集

尽量收集完整、详细的病史资料,包括分娩时间与方式、胎儿出生体重、孕期情况、月经史、性生活史、手术史等,询问饮食、二便、睡眠、哺乳情况,有无产后疼痛不适,以及疼痛部位、程度、性质、加重 / 缓解因素及间歇 / 持续时间等。

2. 体格检查

（1）妇科检查:了解外阴、阴道、子宫复旧的情况。包括有无分泌物及分泌物的颜色、气味和性质等。

（2）盆底功能筛查:了解盆底功能状况及损害程度,进行盆底表面肌电（Glazer）和阴道指诊评估,判断有无盆底肌肌力减弱或过度紧张,侧切与撕裂伤的恢复情况,有无尿失禁、便失禁、便秘,有无盆腔脏器脱垂,有无盆腔疼痛以及疼痛程度等。

（3）特殊检查:包括 FABER 试验（"4"字试验）、Thigh Thrust 试验（骶髂关节挤压试验）、Gaenslen 试验（床边试验）、骨盆挤压试验、骨盆分离试验等,以排查有无产后骨盆相关功能障碍问题。

（4）乳腺检查:检查乳房有无包块,乳管是否通畅,乳头有无炎症,乳量是否充足,断奶者乳房复旧情况。

（5）盆腔彩超:了解盆腔子宫、双侧附件复旧的情况。

（6）其他:血常规、尿常规、白带、骨密度等项目的健康检查。

盆底表面肌电评估有何意义？

1. 盆底表面肌电评估

盆底表面肌电评估又称 Glazer 评估，是由美国康奈尔大学医学院教授 Dr. Howard Glazer 提出，使用生物刺激反馈仪直观地反映盆底肌在静息状态和进行一系列收缩放松时Ⅰ类和Ⅱ类肌纤维的功能状态，包括肌力、稳定性、肌纤维的募集放松时间、耐力等指标，为制定盆底治疗方案提供量化依据，并判断疗效，在解读 Glazer 评估报告时需要结合患者的临床表现综合分析。

2. Glazer 评估方案的"五个阶段"

（1）前静息阶段：维持 1 分钟放松，测试肌电波幅的平均值和变异性，主要反映静息状态下的肌肉张力状态。

（2）快速收缩阶段：5 次快速最大肌力收缩，每次收缩之间间隔 10 秒，测试每次收缩的最大值，评估快肌纤维的功能状态。

（3）连续收缩阶段：执行 5 次持续 10 秒的收缩，每次收缩之间间隔 10 秒，测试平均收缩肌电的波幅和变异性，主要观察快、慢肌纤维结合收缩的平均值和稳定性。

（4）耐力收缩阶段：1 分钟的持续最大收缩，测试 1 分钟收缩的平均值和变异系数，评估慢肌纤维长时间持续收缩的能力和稳定性。

（5）后静息阶段：测试肌电波幅的平均值和变异性，考察盆底肌在一系列动作之后放松状态下的肌肉张力变化，并观察运动后盆底肌能否恢复到静息状态。

3. Glazer 评估的意义

（1）了解：可帮助患者了解自己盆底肌肉收缩与放松时的状态。

（2）寻找：患者通过收缩盆底，寻找到自己盆底肌肉的位置和收缩方式。

（3）感知：患者找到盆底肌肉后，仍需通过收缩与放松来强化其感知能力。

（4）控制：患者在获得良好的盆底感知能力后，需不断增强盆底控制和协调运动能力；多数人初次评估时，耐力不足，稳定性差，无法实现收缩速度、力量和重复收缩的控制。

阴道指诊评估的判定方法有哪些？

1. 阴道松弛分度

正常：阴道横径并容 2 指以下。

轻度松弛：阴道横径并容 2 ～ 3 指。

中度松弛：阴道横径并容 3 ～ 4 指。

重度松弛：阴道横径并容 4 指以上，或合并会阴Ⅱ度陈旧裂伤或阴道前后壁中度以上膨出者。

2. 阴道松紧度分级

Ⅰ级：阴道中下段弹性好，肛提肌收缩力强，阴道横径可容 2 指。

Ⅱ级：阴道中段松弛，肛提肌收缩力弱，阴道口横径可容 2 指。

Ⅲ级：阴道中下段及阴道口横径可容 2 指以上，肛提肌收缩力弱或消失。

3. 盆底肌肌力分级

通常采用改良牛津肌力分级评分，分为 0 ～ 5 级。测试前先排空尿液，清洗双手和外阴，然后用拇指、食指把小阴唇分开，再将食指或中指伸入阴道内 2 ～ 3cm 处，此时收缩盆底肌，感受阴道内肌肉收缩的动作和力量。

0 级：感觉不到任何收缩。

1 级：非常弱的收缩，手指感觉到颤动或搏动。

2 级：微弱收缩，肌肉力量有所增加，但是感觉不到抬举感。

3 级：中等程度收缩，能够感受到肌腹和阴道后壁的抬举感。

4 级：良好的收缩，可以对抗阻力进行阴道后壁抬举。

5 级：强有力的收缩，明显感觉到阴道后壁强大的阻力，有强而有力的包裹感。

4. Valsalva 动作评估

Valsalva 动作评估是让患者深吸气后紧闭声门，再呼气时做屏气向下用力增加腹压的动作，同时观察外因的结构功能状态。

（1）是否有阴道膨出物，包括阴道前壁（膀胱）、宫颈、穹隆（全子宫切除术后）、阴道后壁（直肠）膨出等。

（2）是否有尿道下移。

（3）是否有尿液自尿道口溢出。

（4）是否有粪便或气体自肛门喷出。

（5）观察会阴体活动度以及是否有阴裂口增宽。

如何找到自己的盆底肌？

1. 憋尿寻找法

这是最简单直接的方法，可以在排尿的时候尝试收缩阴道和肛门周围的肌肉，憋住流动中的尿液，如果能够感觉到盆底的肌肉在往上提，就已经准确地找到了盆底肌。但这只是如何快速找到自己的盆底肌，千万不可将其作为训练盆底肌的方法。

2. 手指感知法

可以用食指和 / 或中指插入阴道内 2 ~ 3cm，反复收缩和放松阴道，如果手指有被肌肉包裹的感觉，这个肌肉就是盆底肌（图 3-5）。

正常情况下，你的手指会感觉被紧紧地包裹，如果盆底

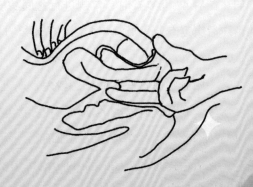

◆ 图 3-5　手指感知盆底

肌肉力量较弱，就会感觉很松弛无力。需要注意的一点是千万要做好手指清洁后再操作。

3. 镜像观察法

斜坐在床边，抬高一条腿以暴露外阴。一手持镜子在合适的角度查看盆底（也就是外阴），另一手将小阴唇向两侧分开。收缩盆底肌，同时做呼气动作，可以观察到尿道外口和阴道口关闭、肛门括约肌收缩上提。然后吸气放松。如此反复上述动作，仔细观察和感知盆底肌的收缩与放松过程。

如何选择盆底修复时机？

1. 产后盆底修复的最佳时机

通常认为产后半年内是盆底功能恢复的"黄金时间"，并且越早修复，效果越好。

生活中，有些女性对盆底问题的认知率低，羞于启齿而讳疾忌医，延误了盆底修复的最佳时机。生产后，如果不及时修复盆底，随着年龄的增长，激素水平逐渐下降，盆底变得更加松弛无力，临床症状越发严重，尤其是进入围绝经期前后会出现不同程度的压力性尿失禁、子宫脱垂、性功能障碍等盆底功能障碍性疾病。因此，盆底修复应遵循早诊断、早治疗、早康复的原则。建议产妇在产后 42 天复查时，常规进行盆底功能评估与筛查，及早发现产后问题，并由产后康复专业人员制定个性化的康复方案。

2. 多产后盆底修复

若一胎分娩后盆底功能状态较差，未进行科学的盆底管理和康复，那么经历多次怀孕和分娩后盆底的损伤将更加严重，患盆底功能障碍性疾病的概率显著升高。因此，产妇在备孕二三胎前和分娩后一定要及时科学地进行盆底功能修复，最大限度地改善盆底肌的功能状态，并配合自我科学管理和运动训练，一定会取得较好的修复效果。

3. 盆底肌功能障碍不只是产后的问题

盆底肌的功能障碍一定是在产后才出现吗？不一定，很多女性在怀孕前就已经有潜在的盆底功能障碍问题，当出现盆腔疼痛、小腹怕凉或痛经、性功能障碍等症状时就提示可能已经出现盆底功能障碍，再经历孕产过程对盆底的损害，在产后盆底功能障碍的症状就会更加暴露出来。

4. 生产之前的盆底肌训练

无论是生产之前，还是生产之后进行盆底肌康复训练都是非常有益的。其实，盆底肌训练最好在孕前和孕期就要开始啦，可以一定程度地预防或减轻孕期和分娩过程带来的盆底功能损害，还可预防孕期腰背痛、漏尿，缩短产程，减少撕裂伤或侧切可能，减少耻骨联合分离和腹直肌分离的发生等。而生产之后的训练是对孕产过程造成盆底损伤的修复过程，促进产后盆底及身体功能状态更好地恢复。

产后盆底修复有哪些好处？

产后尽早进行盆底修复，有助于产妇改善因孕产造成的盆底损伤，恢复稳定的盆底功能。

1. 拥有稳固的盆底功能，会让您的体态变得更优美。

2. 当膈肌、腹部肌群、背部肌群和盆底肌群对位对线并协调工作时，可有效缓解腰背部的疼痛。

3. 改善泌尿系统功能，缓解尿失禁或膀胱刺激征（如尿频、尿急）等症状。

4. 改善消化系统功能，利于便秘、排便无力或便失禁等症状得到缓解。

5. 盆底供血充足、神经支配良好，有助于盆底肌肉对外界刺激更加敏感，提升性能力，促进家庭幸福和谐。

6. 预防或提升远期盆底功能状态，降低因解剖结构缺陷和年龄增长等因素引发盆腔脏器脱垂或盆腔慢性疼痛等盆底功能障碍性疾病。

盆底修复方案有哪些？

盆底修复方案的制定建立在盆底康复专业人员对产妇进行科学精准评估的基础上，与患者的主诉和需求相结合，制定有针对性的、个性化的康复方案，康复方法包括：

1. 盆底肌电刺激、磁刺激。

2. 生物反馈训练（Kegel 运动）。

3. 盆底肌筋膜手法治疗。

4. 重建正确的呼吸模式。

5. 盆底运动训练（详见第十一篇产后运动指导）。

6. 生活方式干预。

7. 其他如内脏松弛术、颅骶疗法、心理治疗等。

盆底治疗应遵循哪些基本原则？

1. 过度活跃型　以下调训练为原则，即对过度活跃的盆底肌进行张力降低（放松）训练。

2. 松弛无力型　以上调训练为原则，即对松弛无力的盆底肌进行肌力和张力增强（强化）训练。

3. 协调障碍型　对于盆底既无力又高张的患者，需要先放松盆底的紧张状态，再做提升和强化训练，以达到盆底功能平衡与协调。

4. 稳定性不足型　对于变异性较大、稳定性不好的患者，宜先激活盆底肌再进行耐力训练。

什么是盆底肌电刺激和生物反馈训练?

1. 盆底肌电刺激　盆底肌电刺激是指使用电流刺激盆底肌群,以达到增强盆底组织功能的目的。其主要机理是直接兴奋盆底肌肉、增强肌力、促进组织修复、改善血液循环,通过神经反射兴奋盆底组织,增加盆底肌中的抗疲劳肌纤维比例,兴奋外周神经和自主神经,增强神经纤维敏感性。其治疗参数包括电流强度、持续时间、频率和波形。

2. 盆底生物反馈训练　盆底生物反馈训练是通过采集盆底肌群的肌电,将人们不易察觉的生理信号放大、加工并提供反馈,转换成声音或视觉等可以感知的信号,通过这些反馈信息,进行再学习和反复实践,指导患者达到盆底活动的自我控制,改善盆底功能。

目的是建立大脑和盆底肌之间的外部条件反射通路,部分代偿或训练已经受损的内部反馈通路。可以形象地描述盆底生物反馈系统犹如一面镜子,能客观真实地反映出盆底活动及功能状态。

什么是 Kegel(凯格尔)运动?

Kegel 运动是通过患者有意识地对盆底肌肉进行自主性收缩和舒张锻炼,以改善盆底肌肉功能,从而提高对盆腔脏器的支持承托作用,加强控尿、控便和性能力。如用力快速收缩盆底肌保持 3 ~ 5 秒,再快速放松保持 5 ~ 10 秒,如此反复收缩放松,每次 10 ~ 15 分钟,每天 2 ~ 3 次,每周 3 ~ 5 天。

当然,这只是 Kegel 运动的一种收缩模式,在临床康复中,应根据患者盆底功能状态制定个性化的 Kegel 运动模式,如收缩的速度、方向、持续时间及体位等均须因人因时而异。强调一点,不恰当的 Kegel 运动可能导致盆底肌激活不足或过度紧张，自我训练后出现盆腔疼痛或性交痛等现象，建议先到医院进行盆底功能筛查后，在盆底康复治疗人员科学指导后再开始 Kegel 运动。

什么是盆底肌筋膜手法治疗？

1. 盆底肌筋膜手法治疗的目的

（1）对盆底紧张痉挛的肌肉筋膜进行轻柔按压或拉伸，以缓解盆底肌的紧张状态。

（2）对盆底肌肉筋膜的扳机点进行按摩松解，以改善局部的血液供应和减轻疼痛。

（3）对松弛无力的盆底肌筋膜给予感觉输入与激活训练，恢复盆底肌筋膜的活力和运动控制能力。

（4）诱导盆底肌环形收缩方式及向上提升的收缩意识，肌肉的收缩模式包括向心收缩和离心收缩，有助于激发盆底肌的最佳功能状态。

（5）松解会阴中心腱与浅层盆底肌筋膜，促进产后阴裂口闭合。

2. 盆底肌筋膜手法治疗的作用机制

（1）通过盆底手法治疗，刺激盆底肌筋膜的本体感受器，通过神经反射通路反馈给大脑，让大脑与器官及盆膈之间增加连接，恢复器官的功能，协调和平衡肌肉韧带弹性与张力。

（2）唤醒神经兴奋，重塑大脑神经反射通路，进而影响下丘脑系统，促进内分泌平衡。

（3）促进血液循环，恢复组织的新陈代谢。

（4）释放肌紧张，缓解疼痛。

（5）松解粘连和受限，调节盆底肌筋膜张力和平衡，促进盆腔脏器复位和功能恢复。

3. 盆底肌筋膜手法的评估与操作

（1）让患者排空膀胱后取膀胱截石位，暴露外阴。

（2）观察患者外阴情况，如阴唇发育情况，有无阴裂口开放及开放程度，侧切伤口愈合情况，阴道黏膜颜色、温度，是否有分泌物及分泌物的颜色、气味和性状，是否有脱出物及脱出物的部位、性质和程度等。

（3）检查人员对外阴消毒后，用戴无菌手套的手将小阴唇分开，嘱患者做Valsalva（瓦氏）动作，观察会阴体活动情况，是否有脱出物及脱出物的部位、性质和程度，尿道口是否开放，是否有尿液溢出等。

（4）用无菌棉签轻触外阴，查找有无压痛点及疼痛程度。

（5）用单指贴近后壁进入阴道，分别感受会阴中心腱、会阴浅横肌、深横肌、提肌板、肛提肌、肛提肌腱弓、盆筋膜腱弓、尾骨肌、梨状肌、闭孔内肌、尿道膀胱沟及坐骨直肠窝等处有无松弛或紧张、条索、结节，有无激痛点及疼痛程度，骶尾骨是否倾斜或旋转等。

（6）对紧张、条索或结节部位通过按压、轻揉或拉伸等手法进行松解。

（7）对松弛无力的盆底肌进行感觉输入和激活刺激，诱导向内向上收缩再充分放松训练。

（8）做好评估与治疗记录。

在盆底修复过程中，为什么要采用腹式呼吸模式？

1. 腹式呼吸在盆底修复中的益处

（1）腹式呼吸能够扩大膈肌活动范围，提高肺活量。膈肌的运动直接影响肺的通气量，有研究证明，膈肌每下降1cm，肺通气量可增加250～300mL，让更多的氧气进入肺内，有助于提高身体机能与运动活力。

（2）增加腹压，规律地挤压按摩腹腔和盆腔内的脏器，是维持脏器的生理性节律运动的动力来源，在产后早期有利于促进子宫复旧。

（3）激活膈肌、腹横肌与盆底肌，有助于建立良好的盆腹动力学模式，提升腹部和盆底肌肉力量与弹性。

（4）有助于燃烧脂肪、塑形瘦身，加速腹腔和盆腔内组织器官的血液循环和新陈代谢，增加含氧量，加速体内脂肪燃烧。

（5）有助于盆底肌放松。在产后盆底功能筛查中发现，有些女性盆底肌筋膜处于过度活跃紧张的状态，甚至出现盆底疼痛，此时选择恰当的腹式呼吸，有助于放松疲惫、紧张的盆底肌筋膜。

2. 建立腹式呼吸模式

（1）仰卧位，双手自然放于下腹部，双下肢屈曲，双膝双脚与髋同宽，双脚平放于床面，腰部尽量贴于床面。

（2）吸气时用鼻子吸气，以肚脐为中心，腹壁向四周轻轻扩张，盆底肌放松；呼气时用嘴呼气，腹壁从左右两侧向肚脐内收靠拢，放于腹部的双手感受两侧腹肌向腹壁正中线轻轻聚拢，同时盆底肌向内向上收缩。一呼一吸如此反复进行，做 10 ～ 15 分钟 / 次，2 次 / 日（图 3-6）。

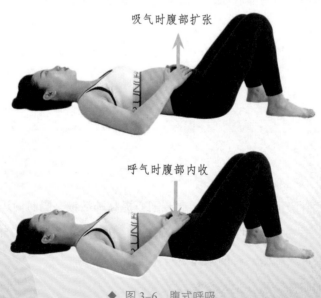

吸气时腹部扩张

呼气时腹部内收

◆ 图 3-6　腹式呼吸

注意：为避免对产后早期松弛的盆底过度施压或出现下坠感，呼吸的幅度不宜过深，或将臀部抬高，必要时在康复治疗师的科学指导下进行呼吸训练。训练应循序渐进，持之以恒。

产后盆底康复治疗的适应证和禁忌证有哪些？

1. 适应证

（1）产后常规盆底修复，预防盆底功能障碍性疾病的发生，特别是妊娠及分娩过程盆底组织有明显损伤的产妇。

（2）产后子宫复旧不良。

（3）妊娠期及产后出现各种尿潴留、尿失禁或尿频、尿急、夜尿增多。

（4）产后出现阴道壁膨出、盆腔脏器脱垂等临床体征。

（5）阴道松弛、性欲低下、阴道痉挛或性交疼痛。

（6）反复阴道炎、尿路感染非急性期发作。

（7）产后腰背疼痛、下腹或盆腔痛、产后抑郁或骨盆旋移。

（8）便失禁、便秘或排便无力。

（9）产后月经不调或痛经。

2. 禁忌证

（1）产后恶露未净或月经期，禁止使用阴道内置电极或腔内手法治疗。

（2）有严重的精神及心理障碍、痴呆、癫痫等神经系统疾病。

（3）合并恶性肿瘤。

（4）泌尿生殖道有急性感染。

（5）安装同步心脏起搏器者（禁用电刺激）。

（6）伤口有感染或有手术瘢痕裂开风险。

（7）合并其他病史的产妇在盆底康复前，须请专科医生会诊并审慎评估后决定是否开始治疗。

盆底康复过程中，需要注意哪些问题？

1. 盆底康复训练应从整体出发、循序渐进、适时适量、持之以恒，并结合家庭训练。

2. 避免可能加重盆底疾病发生的诱因，例如负重、久站、憋尿等。

3. 学习识别并有意识地控制盆底肌，掌握正确的收缩方法，根据盆底肌损伤的程度和类型制定有针对性、个性化的盆底肌训练方案，避免腹肌、臀肌及腿部肌肉代偿收缩。

4. 在医生和治疗人员的指导下，应用综合技术进行科学康复，如盆底肌筋膜手法治疗、电刺激、生物反馈训练、呼吸调理、运动训练等综合治疗。

5. 根据评估结果，一般建议每周保证 3 次治疗，10 次 / 疗程，推荐 2 ～ 3 个疗程，对于重症者还需更多疗程。

产后盆底康复的生活方式干预有哪些？

1. 日常生活中的五个避免

（1）避免增加腹压的动作。如长期咳嗽、下蹲或弯腰搬重物、长期便秘、肥胖、腹部塑形等增加腹压的行为，都是加重产后盆底损伤的主要因素。

（2）产后避免过早恢复性生活和频繁性生活。建议接受科学盆底康复，待盆底功能恢复良好后再开始性生活，有助于提升产后女性的自信心，促进夫妻生活更加和谐。

（3）避免过早高强度运动减肥。若产后盆底尚未恢复之前，大幅度高强度的运动会增加盆底负担，加重盆底损伤，尤其易引发盆腔脏器脱垂的发生。

（4）避免再次怀孕。怀孕对于女性而言身体发生了巨大的变化，如果生完一胎身体还没有恢复好就怀二胎，对原本就已"受伤"的盆底可谓是"旧病未好又添新伤"，所以最好在生完一胎盆底修复良好后再备孕二胎！

（5）避免产后抑郁。情绪紧张或压力过大都容易导致盆底肌紧张，要学会自我放松，保持心情平和、愉悦。

2. 产后蹲着陪娃的危害

产后（尤其是产后早期）绝对不可久蹲。分娩后三个月内，在松弛素的作用下，产妇盆底肌肉和韧带仍处于松弛状态，久蹲可增加腹压，加大对盆底肌的冲击和负荷，容易导致或加重阴道壁膨出和脏器脱垂。另外，蹲着时髋关节外旋对骨盆带的横向压力增加，易造成耻骨联合 / 骶髂关节的功能紊乱问题。

其实，不仅是分娩后的产妇，建议不同年龄段的所有女性，如果没有强健的盆底千万不要久蹲。

3. 为了盆底肌，要正确"打喷嚏和咳嗽"

站立时，将一只手放在下腹部，然后用力咳嗽，是否感受到下腹部对手的强大冲击呢？那么告诉你，在用力咳嗽的一瞬间产生的强大腹压也会向下冲击产后薄弱的盆底，这就是患有慢性咳嗽常伴有压力性尿失禁的重要原因之一。为了减少或避免这个压力对盆底造成冲击和伤害，建立良好的盆腹动力学和盆底肌快速反应收缩能力至关重要！

在咳嗽或打喷嚏时，一定要快速收缩下腹部和盆底肌，通过前馈机制将盆腹腔形成稳固的"堡垒"系统，避免下行的压力冲击盆底。

如何提升盆底肌的快速反应性收缩能力？呼吸肌与盆底肌是协同肌，盆底肌训练前要掌握正确的腹式呼吸模式，建立核心稳定控制后，再进行盆底肌的快速反应性收缩训练。既尝试在30秒内进行盆底肌快速最大收缩与快速充分放松练习（图3-7），训练3～5次/组，2～3组/日。注意每次训练后要进行充分的放松，避免过度收缩而致盆底缺血缺氧。

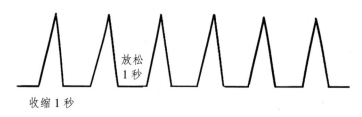

放松
1 秒

收缩 1 秒

◆ 图 3-7 快速反应性收缩训练

4.为了盆底肌，做对体位转换动作

（1）从卧位坐起：坐起前，先翻身。从卧位起身坐起时，尤其是产后早期，应先翻身至侧卧位后，借助上肢支撑力量再起身，减少动作过程中头颈前屈用力，避免盆底和腹肌承受过多的负担。

（2）从坐位站起：正确的从坐位到站起动作要协同盆底肌的激活收缩。起身前，要挪坐在座位的前 1/3，让一只脚后退，膝关节朝向正前方。起身前，先让上半身尽量前倾，臀部再抬离座椅，保持这样的姿势片刻，以激活腹肌、臀肌和盆底肌后再站起身。

注意：在起身的同时保持盆底一同被向上提升，或者至少不要产生向下压迫的感觉，以免给产后的盆底带来伤害。

如何科学抱娃？

生娃是每一位女性人生中的高光时刻，而抱娃是每一位产后妈妈母爱绽放的幸福时光，那么该如何正确抱娃呢？我们习惯的抱娃姿势——腹部前凸、腰椎前凸、头颈前伸，基本是用前凸的腹部来承托着宝宝，这种抱娃姿势显然是错误的，不符合人体的生物力学。

因为女性在经历怀孕与分娩后，腹直肌会出现不同程度的分离，腹壁肌肉松弛无力，躯干失去核心稳定控制，产妇会通过改变身体力线使骨盆前移，再用松弛的腹部承托着婴儿。这种错误的抱娃姿势不仅易导致产后腰背疼痛，还会增加腹压、加重盆底肌的负担，进一步损害盆底肌（图3-8）。

1.坐位抱娃 坐着抱宝宝时，应坐在有靠背的椅子上，让腰背部支撑在椅背上。为避免产妇的头颈和躯干部前伸，可在脚下垫一个矮凳，膝上放置一个软枕来支托搂抱宝宝的胳膊，这样在哄逗宝宝时就避免了含胸、弯腰姿势，减轻了因腹压施加于盆底的压力（图3-9）。

2.立位抱娃 前抱式抱娃可使腹压增加，并加重盆底负担，尤其是有盆底坠胀感时，应当采用侧方竖抱式，即骑跨式抱法。抱娃时下腹部和盆底应收紧，保持上半身直立，以维持核心稳定，尽量两侧轮换着抱（图3-10）。

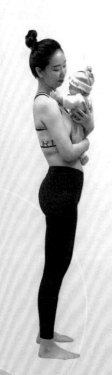 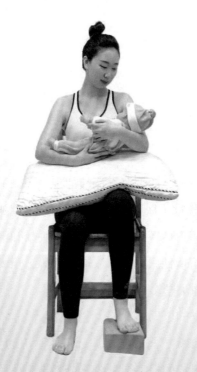 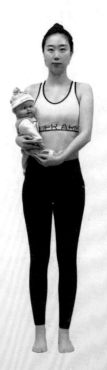

◆ 图3-8 错误抱姿　　　◆ 图3-9 坐位抱姿　　　◆ 图3-10 骑跨式抱姿

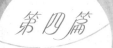

产后排尿障碍的康复治疗

很多新手妈妈常常沉浸在与小宝宝见面的喜悦与忙碌之中，却没有意识到自己的盆底肌因怀孕和分娩已受到不同程度的损伤，引发（或潜在的）盆底功能障碍性疾病，比如令人尴尬的漏尿，医学上称它为产后尿失禁！

什么是尿失禁？

尿失禁是一种不自主地经尿道漏出尿液的现象。尿失禁的发生，主要是由于在贮尿期膀胱内压力超过了尿道阻力，尿液就会失去控制而不自主地漏出。尿失禁按照症状可分为压力性尿失禁、急迫性尿失禁和混合性尿失禁，还可见遗尿、充溢性尿失禁、情境性尿失禁、尿道憩室等。压力性尿失禁是尿失禁最常见的类型，产后早期尿失禁多见于压力性尿失禁。

1. 产后出现咳嗽漏尿的原因

如果在产后出现了咳嗽、打喷嚏漏尿，可能是因为盆底已经出现了问题，其中怀孕和分娩对盆底造成的损害是引发尿失禁的重要原因之一！

在孕期，随着胎儿的生长发育和羊水增加，子宫逐渐增大，盆底肌肉筋膜犹如承托着几个月"大西瓜"的"吊网"一般，受到长期的压迫和牵拉，真是苦不堪言！也就是说，女性的盆底在孕期时就受到了不同程度的损伤。

在阴道分娩过程中，胎儿通过产道娩出，对盆底肌造成了过度的扩张和拉伸。尤其是产程过长、会阴侧切、产钳助娩、巨大儿等因素的影响，盆底会发生不同程度的损伤，如阴道壁撕裂伤、肌肉断裂、神经损伤等，出现排尿或控制排尿等功能异常。

怀孕和分娩是女性正常的生理过程，大部分女性在产后半年内，盆底组织功能可自行恢复。但多数不会完全恢复到孕前的功能状态，约有1/3的产后女性会出现尿失禁，尤其到了中老年时发生率更高，严重影响女性的生活质量和心理健康。

2. 尿失禁的危害

（1）对生活质量的影响：由于频繁地漏尿，不敢大笑，不敢出远门，会阴部有异味，不敢正常社交，常伴有焦虑、自卑、无助、抑郁等不良情绪。这些行为的限制，严重影响了女性正常的生活、工作、社交和心理健康。

（2）对机体的影响：因漏尿导致会阴部潮湿，易引起会阴部红肿、痒、痛，甚至感染溃烂、外阴湿疹及滋生细菌而引发感染，如尿路感染、阴道炎、盆腔炎等，严重者可影响肾脏功能。

（3）影响家庭关系：由于惧怕漏尿，生活中过于紧张，害怕同房时出现漏尿，拒绝和配偶正常的性生活，严重影响夫妻关系和家庭和谐。

尿控的生理机制是怎样的？

正常女性尿控机制（mechanism of continence）是由膀胱、尿道、盆底肌群、结缔组织和神经系统通过复杂的相互作用共同完成的，是结构与功能协调关系的体现，其中任何环节异常都会影响整个系统的功能状态。

1. 膀胱颈和尿道的括约闭合系统

尿道对于控尿的意义重大，在静息状态下或腹压增加时，尿道压力必须超过膀胱内压才能保持尿液不会漏出。膀胱颈和尿道的括约闭合功能体现在两方面：

（1）正常情况下丰富的尿道黏膜及黏膜下血管使尿道呈皱褶状，保持尿道体积，能封闭尿道。

（2）膀胱颈肌肉和尿道括约肌收缩产生的张力作用。

2. 尿道周围支持系统

阴道前壁、盆壁筋膜、盆筋膜腱弓及肛提肌等尿道周围的支持系统，共同参与尿控机制。正常情况下，腹压增加时肛提肌收缩，尿道周围支持系统提供了足够的尿道张力来对抗腹压，发挥承托并括约尿道的功能，可有效预防尿失禁的发生（图 4-1）。

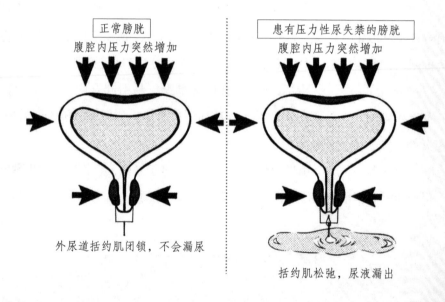

◆ 图 4-1　尿道周围支持系统的控尿机制

3. 支配控尿的神经系统

当膀胱充盈时，冲动传至骶髓低级排尿中枢，与此同时膀胱的痛觉沿着脊髓丘脑束上行，膀胱的充盈感和尿意沿着脊髓后索薄束上行，最终传至皮质高级排尿中枢，产生排尿欲。如果环境不允许，大脑皮质发出冲动，经下行纤维抑制骶髓低级排尿中枢，并兴奋骶髓 Onuf 核和胸腰髓的交感中枢，使逼尿肌松弛，尿道内外括约肌收缩，抑制排尿。当决定排尿时，大脑皮质的自主信号对低级中枢作用则相反，解除对骶髓的抑制，并通过脑桥排尿中枢协调同步信号引起膀胱逼尿肌收缩和内外括约肌舒张，完成排尿。

什么是压力性尿失禁？

压力性尿失禁是指喷嚏、咳嗽或劳动、运动等腹压突然增高时出现不自主的尿液自尿道口漏出。体征是腹压增加时，能观测到尿液不自主地从尿道流出。尿动力学检查表现为充盈性膀胱测压时，在腹压增加而无逼尿肌收缩的情况下出现不随意漏尿。多发生于女性，尤其高发于经产妇、围绝经期及高龄女性，是女性常见的盆底功能障碍性疾病之一。压力性尿失禁的原因比较复杂，主要有妊娠、分娩、年龄及雌激素水平下降等（图 4-2）。

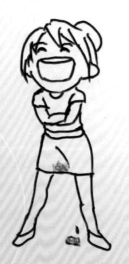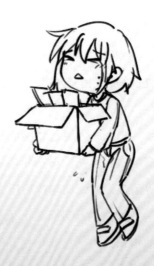

◆ 图 4-2　大笑或持重物时漏尿

1. 压力传导理论

控尿正常的尿道始终位于正常腹腔的压力带内，只有盆底支持不足时，近端尿道和部分膀胱就会掉出腹压带环以外。若此时腹压增加，压力只传到膀胱，而不能传达到尿道，膀胱内压高于尿道压力，外加尿道闭合能力下降，水往低处流，因而出现尿失禁（图 4-3）。

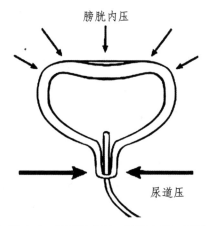

◆ 图 4-3 控尿正常时，膀胱内压＝尿道压

2. 压力性尿失禁发生的危险因素

多数研究认为，尿失禁的发生大多与怀孕、分娩、年龄、激素水平及肥胖等因素有关。

（1）怀孕与分娩：分娩是我国成年女性压力性尿失禁的一个独立高危影响因素，如孕产的次数、初次孕产年龄、分娩方式、胎儿体重及妊娠期间尿失禁的严重程度等诸多因素，均与产后压力性尿失禁的发生有显著相关性。

（2）年龄：大量的研究证实，女性压力性尿失禁的发生与年龄因素相关，常随着年龄的增长而出现盆底松弛、雌激素水平下降和尿道括约肌退行性变而导致尿控机制障碍。一些老年性常见疾病，如慢性肺部疾患、老年性便秘、盆腔脏器脱垂、糖尿病等，也可导致或加重压力性尿失禁的症状。

（3）肥胖：身材肥胖的女性患压力性尿失禁的概率明显增高，而腹型肥胖者的风险更高，常因腹腔脏器组织压迫盆底，盆底组织结构下移，导致尿控机制障碍。

（4）骨盆倾斜：骨盆倾斜也是导致尿失禁的一大重要诱因。例如骨盆前倾的女性，其腹部肌肉松弛无力，膈肌与盆底肌不能维持良好的对位对线，身体的重力轴前移，腹腔和盆腔内的脏器移位下垂，引发膀胱后角增大，尿道变短。

（5）其他：便秘、饮酒、绝经、呼吸系统疾病、盆腔手术史等均为发生尿失禁风险的影响因素。

什么是急迫性尿失禁？

国际尿控协会指出，急迫性尿失禁是指有强烈的尿意后，尿液不能由意志控制而经尿道漏出。表现为尿急、尿频、尿失禁、夜尿增多，多主诉"有尿就得马上排""听到流水声就憋不住尿""没来得及到卫生间尿就出来了"。通常是先有强烈尿意，后有尿失禁，或在出现强烈尿意时发生尿失禁。

1. 尿频、尿急、夜尿增多

（1）尿频：是指一天内排尿次数增多，≥8次/天。

（2）尿急：是当有尿意时憋不住尿，有急迫感。

（3）夜尿增多：是指觉醒夜尿≥2次。

2. 急迫性尿失禁的病因

（1）逼尿肌过度活动，即在膀胱充盈期间会监测到逼尿肌自发性的不受抑制的收缩。

（2）逼尿肌顺应性降低，即膀胱逼尿肌不能适应逐渐增多的尿量而引起尿失禁。

（3）膀胱高反应性，因膀胱的过度敏感，当膀胱内尿量不多时即产生强烈的尿意甚至漏尿。

什么是混合性尿失禁？

混合性尿失禁就是既有压力性尿失禁的症状，又有尿急和 / 或急迫性尿失禁的症状。两者具有相互影响、相互加重的倾向，是膀胱、尿道功能失调的综合结果，由于同时具有两种类型症状，且两种症状严重程度可能不一致，常常使治疗更加复杂。患者可表现为在打喷嚏、咳嗽、大笑、剧烈运动后出现不由自主地漏尿，或在少量饮水后、听见流水声音或经过卫生间时，就想马上排尿并出现漏尿现象。

什么是膀胱过度活动症？

膀胱过度活动症（overactive bladder，OAB）是一种以尿频、尿急、夜尿增多为主要特征的症候群，可伴或不伴有急迫性尿失禁，不伴有尿失禁者称为干性 OAB，伴有尿失禁者称为湿性 OAB，尿动力学检测可有膀胱逼尿肌过度活动。诊断 OAB 时应排除代谢性疾病（糖尿病等）和其他病理情况（泌尿系感染、结石或间质性膀胱炎等），全世界女性膀胱过度活动症的发病率高达 12.8%，对患者的心理健康、社交活动及夫妻生活、家务活动能力均产生较大的不良影响，严重影响患者的生活质量。

1. 膀胱过度活动症的临床表现

（1）尿急：突发或强烈的排尿欲望，且很难被主观抑制而延迟排尿。

（2）急迫性尿失禁：尿失禁与尿急伴随，或尿急后立即出现的尿失禁现象（干性 OAB 除外）。

（3）尿频：患者主观感觉排尿次数过于频繁，通常认为成人排尿次数 24 小时 ≥ 8 次，每次排尿量 < 200mL。

（4）夜尿：排尿次数≥2次/夜，该排尿为患者因尿意而觉醒排尿。

2.膀胱过度活动症的病理生理改变

（1）神经系统疾病及损伤。

（2）膀胱出口梗阻。

（3）尿道支持组织薄弱。

（4）逼尿肌高活动性。

（5）膀胱高敏感性。

尿失禁的评估与诊断方法有哪些？

盆底专项检查包括压力试验、指压试验、排尿日记、残余尿量测定、尿垫试验、棉签试验、尿动力学检查、膀胱镜、泌尿系统造影等。

1.压力试验

压力试验包括膀胱排空后压力试验和充盈膀胱压力试验，可作为压力性尿失禁的初筛，简单易行。

（1）膀胱排空后压力试验：患者自然排尿后取仰卧位，连续用力咳嗽数次或做用力向下屏气（Valsalva）的动作。阴性者在站立位下再行检查。

阴性：尿道口没有尿液溢出。

阳性：尿道口有尿液溢出。

（2）充盈膀胱压力试验：首先通过导尿管向患者膀胱内灌注300mL生理盐水或在患者主观感觉膀胱充盈的情况下，嘱患者取截石位，连续用力咳嗽数次，观察尿道口是否有尿液溢出。如果仰卧位没有漏尿，嘱患者两脚分开与肩同宽站立，反复咳嗽几次。

阴性：尿道口没有尿液溢出。

阳性：尿道口有尿液溢出。

2. 指压试验

压力试验为阳性时，应行指压试验，即膀胱颈抬高试验（图 4-4）。

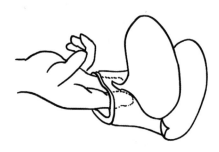

◆ 图 4-4　指压试验示意图

操作方法：患者取膀胱截石位，检查者用食指和中指伸入阴道，分开两指分别置于后尿道两侧（注意是放在两侧，而不是放在尿道上）。测试时将膀胱颈向前上推，用手指向头腹侧抬举膀胱颈，尿道旁组织同时被托起，使尿道随之上升，恢复尿道和膀胱的正常角度，嘱患者用力咳嗽或做 Valsalva 动作增加腹压。

阳性：试验前用力咳嗽时有尿液漏出，试验时用力咳嗽不再有尿液漏出则为阳性。

注意：试验时不要压迫尿道，否则会出现假阳性。

3. 排尿日记

排尿日记又称频率/尿量表，指在不改变生活状态和排尿习惯的基础上，连续记录（一般为 72 小时）摄入液体和排尿频率、单次尿量、24 小时尿量、夜尿次数、尿急、尿失禁次数及失禁量等指标。医生可通过记录的"排尿日记"数据，分析患者的排尿状态，对评估排尿功能和治疗效果具有重要的指导意义（表 4-1）。

表 4-1　排尿日记

时间	饮水量（mL）	排尿次数	排尿量（mL）	漏尿量（mL）	漏尿状态	是否有排尿紧迫感（是/否）	晨起/入睡时间	排尿前活动
6:00—7:00								
7:00—8:00								
8:00—9:00								
9:00—10:00								

续表

时间	饮水量（mL）	排尿次数	排尿量（mL）	漏尿量（mL）	漏尿状态	是否有排尿紧迫感（是/否）	晨起/入睡时间	排尿前活动
10:00—11:00								
11:00—12:00								
12:00—13:00								
13:00—14:00								
14:00—15:00								
15:00—16:00								
16:00—17:00								
17:00—18:00								
18:00—19:00								
19:00—20:00								
20:00—21:00								
21:00—22:00								
22:00—23:00								
23:00—24:00								
0:00—1:00								
1:00—2:00								
2:00—3:00								
3:00—4:00								
4:00—5:00								
5:00—6:00								

漏尿评分：1＝数滴　2＝打湿内裤或尿垫较轻　3＝湿透衣服

患者还可通过"排尿日记"提升自我认知水平，管理排尿行为训练和排尿模式，起到一种反馈性治疗的效果，为膀胱功能训练提供参考依据。

4. 残余尿量测定

残余尿量测定包括直接测定法和间接测定法，以评价膀胱的收缩能力及有无下尿路梗阻。一般认为残余尿量 < 10mL，即为正常范围，如果残余尿量超过 100mL，则需要积极干预，将残余尿液排出。

（1）直接测定法：通过导尿的方法直接测定残余尿量。即排尿后留置尿管，将膀胱内的尿液引流出来，用量杯测量残余尿量。此方法测定比较准确，但应注意无菌操作，避免感染。

（2）间接测定法：通过影像学检查（B 超、CT 或静脉肾盂造影）进行测定。临床通常采用 B 超检测，即排空膀胱后通过 B 超测量膀胱内尿液的长、宽、高指标，然后乘 0.52，可以计算出残余尿量。

5. 尿垫试验

尿垫试验指在规定时间内，被试者在主观抑制排尿的前提下，通过一系列规定的运动后，出现尿液漏出，测量运动前后尿垫的重量差（即漏尿量）。临床上主要用于诊断压力性尿失禁，评估尿失禁的严重程度。目前常用 1 小时尿垫试验（国际尿控学会推荐方案），操作步骤如下：

（1）试验前排空膀胱，试验开始后患者不再排尿，有尿意感后开始计时 1 小时，会阴处预先放置经称重的尿垫（如卫生巾）。

（2）试验初期 15 分钟内喝 500mL 白开水，卧床休息。

（3）之后的 30 分钟开始行走，上下一层楼的台阶。

（4）最后 15 分钟坐立 10 次，用力咳嗽 10 次，原地跑步 1 分钟，拾起地面小物体 5 次，再用自来水洗手 1 分钟。

（5）在试验 60 分钟结束时，取出尿垫称重，要求患者排尿并测量尿量。

6. 棉签试验

棉签试验是分别测量在静息状态下和做屏气动作时棉签与水平线形成的夹角，来测定尿道的轴向及活动度，常用于女性尿失禁病因的鉴别。

（1）检查方法

患者取膀胱截石位，外阴消毒。

取一光滑无菌棉签（长10cm），蘸局麻药（丁卡因或利多卡因），轻轻插入尿道内约4cm，观察外露部分与水平线的夹角。

嘱患者增加腹压，屏气向下用力，再观察棉签外露部分与水平线的夹角，并与屏气前的角度进行比较。

（2）检查结果解读

正常女性腹壁放松时，棉签与水平线的夹角为 $-5° \sim +10°$。屏气后棉签保持原位置，表示尿道与膀胱解剖关系正常。

屏气后棉签露出部分比原来上翘 $10°$，表示尿道膀胱后角已消失，但无尿道下垂。

屏气后棉签上翘超过原来 $20°$，表示尿道已向下向后移位。

屏气后棉签上翘与水平线的夹角 $> 45°$，表示尿道组织支持能力已严重减弱，后尿道显著下垂。

角度越大，表示后尿道下垂的程度越严重。尿道膀胱后角消失后，腹压增加时，尿道括约肌受膀胱壁牵拉而开放，导致尿失禁。

（3）检查时要求

棉签应光滑，插入时用力勿过大，以防损伤尿道。

棉签长度以 10cm 左右为宜，过短难以测量角度，过长外露部分可因自身重力下垂，影响检查结果。

注意：有尿道感染者禁做此项检查方法。检测时患者会感觉不适，且棉签易于脱落，不推荐使用，如条件许可，建议用超声代替。

7.压力性尿失禁严重程度的评估

压力性尿失禁临床上通常从两个维度进行评估，即主观分度与客观分度。

（1）主观分度法

轻度：尿失禁发生在咳嗽和打喷嚏时，不需要使用尿垫。

中度：尿失禁发生在跑跳、快走等日常活动时，需要使用尿垫。

重度：轻微活动、平卧、坐站等体位改变时即出现尿失禁。

（2）客观分度法

以尿垫试验为基准，我国常用的分度标准如下。

漏尿量≥2g 为阳性（排除汗液及分泌物等误差）

轻度：2g≤漏尿量＜5g

中度：5g≤漏尿量＜10g

重度：10g≤漏尿量＜50g

极重度：漏尿量≥50g

如何治疗压力性尿失禁？

受到诸多社会因素和传统保守思想的影响，目前尿失禁的就诊率比较低。大多数女性羞于启齿，或认知不足，认为这是女性孕育过程的必然结果。因此我们作为盆底康复专业人员应大力宣传尿失禁的危害与防治，纠正错误的疾病认知观念，尽早治疗压力性尿失禁，以提高广大女性的生存质量。

压力性尿失禁的治疗包括非手术治疗和手术治疗。一般认为，非手术治疗是压力性尿失禁的第一线治疗方法，主要对轻、中度尿失禁患者有效，并作为手术治疗前后的辅助治疗。非手术治疗方法主要包括以下几种。

（1）日常生活方式干预。

（2）盆底肌筋膜手法治疗。

（3）生物反馈电刺激治疗。

（4）建立正确的呼吸模式。

（5）内脏松弛术。

（6）中医传统疗法。

（7）科学的盆底肌训练。

（8）遵医嘱药物治疗。

如何对压力性尿失禁患者进行生活方式干预?

1. 避免增加腹压行为，如避免提重物，避免长时间抱娃、剧烈跑跳，预防感冒、治疗咽炎等消除引起咳嗽、打喷嚏等增加腹压的诱因。

2. 改善便秘，避免频繁用力排便而增加盆底负担。

3. 避免久蹲。产后盆底肌松弛薄弱，尤其是产后早期，避免久蹲活动或行为，以免加重盆底负担。

4. 合理膳食，减轻体重。

5. 戒烟，禁止饮用咖啡、浓茶等刺激性饮料。

6. 生活起居规律，产后尽早开始科学规律的运动锻炼。

压力性尿失禁的中医传统治疗方法有哪些?

中医学认为，产后压力性尿失禁为先天不足，下元不能固摄所致，治疗上常用益气固摄、温补肾阳之法。气海穴是任脉经穴，有温补下焦、补益肾气之功效；关元穴是任脉和足三阴经交会穴，有补肾阳、治疗小便不利的作用；中极穴是任脉之会，有治疗不得尿的作用；三阴交为脾经要穴，有固摄脾气之功效；膀胱俞调膀胱、壮腰脊，配伍中极穴治疗水道不利；肾俞是肾经经气与膀胱经经气交汇之处，有补肾、调水道的功效；八髎穴具有补肾气、壮元阳、健腰膝、通利二便的功效；足三里健脾补胃，促使水道通调。

1.穴位按摩 按三阴交、气海、关元、中极，配穴太冲、足三里等穴位，10～15分钟/次，2次/日。

2.艾灸治疗 可灸中极、足三里、关元、气海、大肠俞、膀胱俞、肾俞等穴位，15 ～ 20 分钟 / 穴，2 次 / 日。

3. 针刺治疗 针中极、关元、水道，配合背部腧穴如八髎穴、肾俞、膀胱俞、大肠俞等穴位，远端取穴如太溪、足三里、三阴交等，留针 15 ～ 20 分钟，1 次 / 日。

怀孕后期出现过漏尿，分娩后消失了，还需要盆底康复治疗吗？

很多女性在孕后期曾出现过漏尿，或分娩之后短期内出现漏尿，虽然之后逐渐缓解，但也说明盆底的功能已经或曾经受损。

女性随着孕产和年龄的增长，盆底胶原总量减少，盆底肌筋膜组织变得松弛，可能会再次出现漏尿的症状，此时盆底的功能障碍问题已加重，会造成不可逆的损伤，所以建议产妇生产后尽早进行盆底功能康复。

本来没有漏尿，为什么盆底康复治疗后反而漏尿了？

原来有一种尿失禁，称为"隐匿性尿失禁"，即潜在发生尿失禁者。由于阴道壁脱垂造成尿道反折，暂时掩盖了尿失禁的症状，通过盆底康复治疗脱垂缓解后尿道返折变小或消失，漏尿的症状就会出现或加重，这种情况并不是病情加重，但要及时向治疗人员反馈并坚持动态评估和治疗。

如何治疗急迫性尿失禁？

1. 尽早治疗原发疾病，如盆腔炎、膀胱炎、阴道炎等。

2. 盆底肌筋膜手法治疗。

3. 生物反馈电刺激治疗。

4. 呼吸放松训练。

5. 内脏松弛术和颅骶疗法。

6. 避免过度紧张，保持良好的心理状态。

7. 日常生活方式干预，规律生活，适当运动锻炼。

8. 合理膳食，适量饮水，少食辛辣刺激食物。

9. 膀胱功能训练。

10. 遵医嘱药物治疗或手术治疗。

如何治疗膀胱过度活动症？

1. 盆底肌筋膜手法治疗。

2. 呼吸放松训练。

3. 盆底生物反馈电刺激 / 盆底磁刺激治疗。

4. 内脏松弛术和颅骶疗法。

5. 生活方式干预。

6. 保持放松的心理状态，学会移情乐观。

7. 遵医嘱使用药物治疗，如抗胆碱能药物的应用。

8. 必要时行经皮胫神经刺激（PTNS）和骶神经调节（SNS）治疗。

如何进行膀胱过度活动症的生活方式干预？

1. 适当减少液体摄入量，研究表明减少 25% 的液体摄入量可以明显缓解膀胱过度活动症状，但不可因惧怕排尿次数太多，而拒绝饮水。建议集中饮水和定时排尿，可在一次性饮水 200 ～ 300mL 后的 1 小时左右排尿，利于膀胱规律的充盈与排空，避免少量多次饮水。

2. 减少刺激性饮品摄入，如咖啡、茶水、软饮料等。

3. 肥胖的患者应积极减肥。

如何进行膀胱功能训练？

膀胱功能训练是通过改变排尿习惯来调节膀胱的功能，包括指导患者记录每日的饮水和排尿情况，填写膀胱功能训练表，制定排尿计划，并结合行为训练，如放松或分散注意力等方法，延长排尿间隔时间。

1. 定时排尿（延迟排尿）。根据患者目前状态设定排尿间隔时间，如目前每 1 小时排尿一次，嘱患者尽量延长 10 ~ 15 分钟再去排尿，在能耐受的情况下以此递增，逐渐延长排尿间隔时间。定时排尿法可减少尿失禁次数，提高生活质量，特别适合尿失禁严重者。但需要注意，当膀胱顺应性降低，充盈期末膀胱内压力 > $40cmH_2O$ 时禁用延迟排尿法。

2. 训练从早上开始，起床后先排空膀胱，然后根据设定的计划定时排尿，每次尽量排空膀胱。为保证睡眠质量，晚上不进行膀胱功能训练。如在指定时间前有尿意感时，可分散注意力，做深呼吸，听喜欢的音乐或者想想晚餐吃什么，尽量等到指定时间再去排尿。

3. 训练从最小间隔开始，逐渐延长排尿间隔至 3 ~ 4 小时，每次排尿量 > 300mL。每周复查一次，根据情况设定下一个目标，一般训练 6 周。

4. 准确记录饮水与排尿日记，配合尿垫试验。如果在指定时间前排尿，需记录排尿时间及当时的感觉或活动，以及是否有漏尿等情况。

什么是产后尿潴留？

1.产后尿潴留的表现

产后尿潴留多发生于产后早期，是指产后 8 小时仍不能自行排尿，除外严重血容量不足或肾功能障碍者。主要临床症状包括排尿困难、腹部疼痛，严重者可导致膀胱破裂、感染等并发症。目前主要通过保守治疗，多数患者可自愈。

2.产后易出现尿潴留的原因

（1）分娩过程中子宫压迫膀胱及盆腔神经丛，使膀胱逼尿肌麻痹、张力降低、收缩无力而导致排尿障碍。

（2）经历强烈的分娩镇痛，或产程过长，产妇过于疲劳，身体虚弱乏力，膀胱气血失约而无力排尿。

（3）产后外阴水肿或产伤、侧切等因素，导致局部疼痛不适而惧怕排尿，使膀胱越来越充盈。

（4）精神因素。产妇在分娩过程中精神过度紧张、焦虑或亢奋，或不适应在床上大小便，而出现尿潴留。

（5）剖宫产术后常规留置导尿者，持续引流尿液，膀胱长时间处于空虚状态，影响排尿反射；导尿操作中，插管、留管和拔管时均会不同程度地损伤尿道黏膜，使尿道黏膜水肿，导致排尿困难。

（6）剖宫产过程中麻醉药物和无痛药物的应用，也是诱发尿潴留的重要原因之一。

（7）其实在妊娠期就已经埋下了产后尿潴留的隐患。由于妊娠期间腹壁受到长时间扩张拉伸，导致产后腹壁松弛无力，腹压不足，易造成排尿无力。

如何评估产后尿潴留？

用腹部叩诊法来检查膀胱充盈度，将产后尿潴留根据严重程度分为轻、中、重度。

轻度产后尿潴留：叩诊膀胱顶部仍在耻骨联合以下。

中度产后尿潴留：膀胱顶部在耻骨联合以上，等于或低于脐耻连线中点。

重度产后尿潴留：膀胱顶部在脐耻连线中点以上，等于或低于脐平面。

当出现重度尿潴留时，若未及时治疗，会导致膀胱过度膨隆出现破裂，患者会自觉腹部突发剧痛，查体全腹压痛和反跳痛，出现发热、意识模糊等急危症状。

如何治疗产后尿潴留？

对于产后尿潴留通常采用的保守治疗方法包括以下内容：

1. 利用条件反射，听流水声或用热水冲洗外阴诱导排尿。

2. 通过深呼吸来放松紧张的情绪，再通过腹式呼吸来增加腹压，促进膀胱收缩。

3. 盆底肌收缩训练。吸气时腹部膨隆，盆底肌向两侧舒展放松，维持 3～5 秒；呼气时腹部内收，腹部的肌肉和筋膜从两侧向肚脐发力靠拢，盆底肌向内收缩，保持 3～5 秒；如此收缩放松，反复进行 10～15 次/组，2～3 组/日。

4. 按摩膀胱。将手放在下腹部膀胱的位置，向左右方向轻柔按摩 10～12 次，然后，顺着膀胱底部向下轻轻推移按压，促进膀胱的收缩反应。切记不可用力过大，避免膀胱破裂，或过度压迫导致尿液逆流至输尿管和肾脏。

5. 心理疏导。帮助产妇解除顾虑，鼓励其适应床上排尿，或尽早下床排尿和下地活动，避免长时间卧床。

6. 采用开塞露纳肛，利用排便促使排尿的神经反射，促使逼尿肌收缩，内括约肌松弛而利于排尿。

7. 中医疗法。手法按压或针刺关元、中极、气海、阴陵泉等穴位，可以有效改善尿潴留。

8. 导尿。以上方法无效时，可遵医嘱采用导尿术。

如何预防产后尿潴留？

1. 加强产前宣教。让孕妇认知分娩是女性正常的生理过程，尤其是对阴道撕裂伤、剖宫产术后、侧切口疼痛、惧怕切口裂开者，通过宣教使其进一步认识到，产后尽早排尿不但不影响会阴切口，而且能够促进子宫的收缩，利于子宫复旧。

2. 心理解压法。多与产妇沟通交流，使其放松心情，尽量消除紧张情绪。

3. 产后及时督促排尿、按压宫底，观察膀胱充盈程度、子宫收缩及阴道出血情况。

4. 鼓励产妇多饮水，尽早下地活动，争取产后 2～3 小时下床排尿，避免膀胱过度充盈而引起尿潴留。

5. 建议在孕期就开始坚持运动，加强腹肌与盆底肌的运动控制。

第五篇

产后排便异常的康复治疗

很多女性在生产后，会出现各种原因导致的排便困难，那么哪些情况属于排便无力？哪些情况又属于干结难排呢？大便是不是应该每天一解才算正常？带着这些问题，我们开始这一篇的讨论。

大便是怎么产生的？

食物进入口腔后，首先在口腔内进行简单粗暴的分解，淀粉会在唾液淀粉酶的作用下被分解，因为淀粉酶的存在，我们才会感觉到食物有甜美的味道。

会厌打开，食物通过，食管接触到"来客"后会变得不安分，开启蠕动模式，食物就会顺势穿过食管继续向下运行进入胃内。

胃底层是浓浓的黏液，胃壁肌肉就像磨坊一样把食物磨得更碎，被磨碎的食物将在这里停留 2～5 小时，直到在酶的作用下，变成表面有气泡的食糜，胃就会主动将食糜送进十二指肠。

十二指肠大乳头喷射出胰液和胆汁，对食物消化起到关键作用。大部分营养物质都是通过小肠吸收，小肠筛选出富含蛋白质和脂肪的物质，让其在此留宿 4～5 天，而富含纤维的食物，辅助肠道蠕动后就继续向下走。

大肠吸收仅存的营养物质，大约 12 小时后，食物残渣和死去的细胞、细菌混合物团结一致形成新的个体，一路游荡到直肠。

直肠里的神经察觉到膨胀刺激后就会通知大脑将其排出体外。

通常人体进食后需要 8～12 小时会形成粪便。当然，根据食物种类不同会有所区别，水类物质在肠道内大概需要 2 小时左右排出，如果含有蛋白质或者脂肪比较高的食物，可能停留时间稍长，如果有胃动力不足，食物在肠道内停留时间会更长。

排便机制是怎样的？

一般情况下，当直肠存有约 100mL 的粪便时，就可以产生便意，当直肠内容物达到约 300mL 时会产生非排便不可的强烈便意。

排便冲动产生的过程为：粪便进入直肠时，对直肠的充胀间接刺激了直肠末端的压力感受器，然后传入冲动沿骶神经和腹下神经的传入纤维传至排便中枢（骶髓中枢），中枢发出的冲动沿盆神经的副交感神经传出，引起降结肠、乙状结肠及直肠收缩，肛门内括约肌反射性松弛。同时，骶髓中枢经骶神经和阴部神经传出的冲动，使肛门外括约肌松弛，肛门直肠成漏斗状，一旦条件允许，粪便即可排出体外。

正常情况下，排便反射是在大脑皮层的控制下进行的，即直肠的充胀在传入骶髓中枢的同时还上传到大脑皮层的高级中枢并引起便意。

如果排便条件不允许时，大脑皮层下传的冲动可以抑制排便中枢的活动，使外括约肌收缩加强，内括约肌被动受到压迫，直肠反射性扩张，粪便"逆回"直肠，便意逐渐消失，这就是老百姓所说的大便可以憋回去的原因所在。

与排便有关的反射有哪些？

1. 排便反射

排便反射是一种反射活动，粪便进入直肠时，刺激直肠壁内的感受器，冲动沿盆神经和腹下神经的传入纤维传至脊髓腰骶部的初级排便中枢，同时传入冲动还上传到大脑皮层，产生便意，引起降结肠、乙状结肠和直肠收缩，肛门内括约肌舒张，同时阴部神经的传出冲动减少，肛门外括约肌舒张，将粪便排出体外。

2. 胃 – 结肠反射

胃 – 结肠反射即摄入的食物使胃肠膨胀，这种刺激通过自主神经传递给结肠，引起结肠蠕动，从而激发便意。建议在早晨刚起床的时候喝一杯温水或牛奶，使胃肠膨胀，从而促使人体产生便意。

3. 起立 – 结肠反射

如果躺着的人突然起立，也会促进肠道蠕动，从而引发便意。

4. 视觉反射

一看到美味食物，我们就会分泌唾液，同时肠道蠕动加速。

5. 直肠肛门抑制反射

随着乙状结肠积蓄粪便的增多，直肠膨胀触发肛门内括约肌张力暂时降低和肛门外括约肌张力增加。

大便通过肠道蠕动从乙状结肠到直肠，主要需要 3 个神经反射来完成，包括胃 – 结肠反射、起立反射和视觉反射。

各器官在排便中发挥着怎样的作用?

1. 结肠

结肠的主要功能是吸收水分、无机盐和维生素，将食物残渣形成粪便排出体外。食物在经过胃的消化之后，会进入肠道之中，经由小肠吸收其大部分营养物质之后，剩余的食物残渣就会排入结肠。结肠的运动形式有袋状往返运动、分节或多袋推进运动和蠕动3种。这些运动的作用主要是对结肠内容物进行搅拌和缓慢地搓揉及将肠内容物向肛门方向推移。这些运动的频率，根据人体的生理情况而不同，空腹时袋状往返运动产生频率较高，而餐后或副交感神经兴奋时，则分节推进运动、多袋推进运动和蠕动产生的频率增加。

2. 直肠

直肠处于人体消化道的末端，粪便进入直肠时，对直肠的充胀间接刺激了耻骨直肠肌内的牵张感受器并传入排便中枢，排便中枢发出的冲动引起降结肠、乙状结肠和直肠收缩，肛直角扩大，肛门直肠呈漏斗状，粪便被排出体外。

3. 肛管

肛管及其丰富的感觉神经接受粪便的刺激并控制着粪便的排出，肛管是粪便排出体外的最后一道关口。

4. 肌肉

控制排便的主要肌肉是耻骨直肠肌、肛门内括约肌和肛门外括约肌。耻骨直肠肌收缩可以缩小生殖道裂孔，使直肠肛门的角度接近90°。静息时，耻骨直肠肌主要控制固态粪便，肛门内括约肌和外括约肌控制液态粪便和气体。肛门内括约肌维持肛门静息时80%的张力，对于排便的被动控制十分重要，外括约肌参与维持20%的肛门静息压力，但更重要的功能是防止腹压突然增加引起的压力性和急迫性大便失禁。

5. 神经

交感神经来自第 5 腰椎（L5），经过腹下神经丛和盆丛支配肛门内括约肌，副交感神经来自盆丛第 2 ～ 4 骶椎（S2 ～ S4）神经节，在此处与交感神经汇合。内括约肌的运动通过脊髓的反射弧控制，不受意识支配。耻骨直肠肌受 S2 ～ S4 神经根的分支支配，不直接接受阴部神经支配。阴部神经通过双侧阴部管后支配外括约肌，阴部神经在脊髓水平交叉，当单侧受损时仍能保持外括约肌的功能。

什么是便秘？

便秘是一种症状，而非疾病名称。便秘的诊断需要几个条件，符合其中 2 条，就可判断为便秘。

1. 排便的频率。排便次数减少，每周少于 3 次。

2. 大便的性状。大便含水量减少、干硬，有的甚至像羊的大便一样一粒粒的。

3. 排便费力。觉得解大便要特别用力，像挤牙膏那样挤出一点儿，甚至需要用手去按压肛门或抠大便才能解出。

4. 排便不尽感，解便后觉得还没解完。

便秘有哪几种分型？

1. 器质性便秘

由明确疾病引起的便秘，就是器质性便秘。多见于内分泌代谢性疾病如糖尿病或甲状腺功能减退等，神经系统疾病如脑血管病或脊髓损伤等，肠神经系统疾病如先天性巨结肠，还有一些影响肛门、直肠结构导致狭窄、阻塞的疾病如肿瘤，疼痛性疾病如肛裂等。

2. 功能性便秘

没有明确病因而引发的便秘，往往是由于肠道动力不足所导致。如果肠道动力不够，或者蠕动不协调，就不能很好地把粪便往下推送，粪便在结肠里停留的时间越久水分就会被吸收得越多，久而久之造成大便干结。

孕期和产后为什么容易发生便秘？

1. 孕期

（1）增大的子宫使腹肌、盆底肌松弛无力，排便时腹压不足，推动无力。

（2）饮水量不足，孕妇在孕期对水分的需求量明显增大，应保证足够的水分摄入。

（3）孕晚期身体逐渐笨重而懒于活动，腹肌无力，胎儿挤压胃肠致蠕动减慢。

（4）精神紧张，压力过大。

（5）钙剂和铁剂的服用量过大，或服用方法不当。

2. 产后

（1）分娩过程需要持续用力，而且或多或少伴随着耗气失血，导致产后气血虚弱，大便干结。

（2）侧切疼痛导致不敢排便，被迫忽视便意，形成恶性循环，加重便秘。

（3）产后盆底肌肉、筋膜处于失衡状态，盆底肌松弛无力，或耻骨直肠肌过度紧张，导致排便无力或难以排出。

（4）产后腹壁松弛无力，甚至伴随腹直肌分离，腹压过低，排便无力。

（5）月子期间饮食过于精细，产妇为了哺乳往往多进食汤水，摄入固体成型食物比较少，从而影响粪便容量，对肠道的压力刺激不足，造成便秘。

（6）产后运动量较少，肠蠕动减慢。

（7）精神心理压力等因素，导致盆底肌过度紧张，粪便难以排出。

产后便秘的影响因素有哪些？

1. 产妇情绪

情绪犹如一面大脑反映外界信息的镜子，伴随着人们生活的每一天，尤其是悲伤、紧张、焦虑、抑郁等负面情绪对人的一生影响极大。焦虑和抑郁会提高功能性便秘患者的直肠感觉阈值，增加排便时直肠肛门收缩率，增加盆底肌群的紧张度，造成排便困难。

如果产后焦虑或抑郁等不良情绪长期对大脑产生负面的影响，就会使脑和肠道之间的神经细胞和神经递质的传递受到抑制，产妇就会忽略便意，使直肠内等待排出的粪便又返回结肠，粪便被结肠再一次吸收水分，变得又干又硬。同时还可能导致结肠对于大便的运输积极性降低，影响排便效率。

2. 激素水平

产妇分娩后，在特有的雌激素分泌调节下，激活了乳腺的泌乳功能，这种生理转化过程，转移了体内大量营养物质和水分合成乳汁，从而使肠道水分丢失，导致大便干燥，排便困难。

3. 长时间蹲厕所

女性盆底比男性宽大，抗损伤能力远远差于男性，产妇长时间蹲厕会增加盆底肌负荷，导致盆底肌松弛，引发便秘、漏尿、脏器脱垂等问题，造成盆底神经和肌肉的损伤。医学上有这样一个定论，如果盆底肌肉和神经拉伸的长度超过 10%，会造成不可逆的损伤，所以女性更加需要养成良好的排便习惯。

产后便秘的治疗方案有哪些？

1. 盆底肌筋膜手法治疗。

2. 生物反馈电刺激治疗。

3. 建立正确的呼吸模式。

4. 内脏松弛术与颅骶疗法。

5. 日常生活方式干预。

6. 科学运动。

7. 遵医嘱使用药物治疗。

如何进行产后便秘的日常生活指导？

1. 产后要补充足够的水分，不要感到口渴时才喝水，建议每天摄入的液体总量至少保证 1500mL，增加液体摄入还有利于乳汁分泌。

2. 合理搭配饮食，增加膳食纤维的摄入，如豆类、全麦、坚果、新鲜水果、蔬菜。酸奶能促进肠道益生菌的生长，有助于食物消化。

3. 良好的排便习惯。根据中医传统医学理论，早上 5 ～ 7 点为大肠经运行旺盛之时，此时喝一大杯温开水可促进肠蠕动，有利于形成排便生物钟，养成每日清晨规律排便的习惯。

便秘最忌讳的就是忍便，粪便在肠道内长时间堆积，水分被进一步吸收，将加重便秘症状。

排便时刷手机或看书，长时间坐在马桶上，不但影响正常排泄、造成便秘，还会伤害盆底肌。因此，排便时不要分心，时间宜控制在 10 分钟之内。

选择正确的排便姿势。排便时在脚下放一个高 10 ～ 20cm 的脚踏凳，使膝关节高于髋部，让自己处于蹲坐状态，利于盆底肌的放松，增大肛直角的角度，再配合腹式呼吸，让膈肌参与辅助，但不可用力挤压腹部。

4.合理的运动习惯。鼓励坐月子期间的产妇在身体状态允许的情况下尽早下床活动，逐渐恢复体力和肌肉力量。

5.保持乐观的情绪，多与家人沟通，适当排解压力，保持乐观、开朗的良好情绪，以利于气血运行，使排便通畅。

6.作息规律，尽量保证睡眠充足。

在产后便秘的护理中有哪些注意事项？

1.开塞露的使用

开塞露主要是在局部作用，通过刺激直肠蠕动，形成排便反射，药物本身不会被人体所吸收，因此不会对产妇产生不良影响。但是用开塞露只能解决当前的紧急情况，治标不治本，所以还是要注意饮食均衡，多吃水果蔬菜，适当运动，加强盆底肌功能，养成良好的排便习惯。

2.侧切产妇的排便护理

侧切以后产妇害怕疼痛，不愿意去解大便或者害怕解大便，易导致大便干燥难解，因此，做好以下护理非常重要。

（1）要克服紧张心理，不可因惧怕疼痛而忍便。

（2）增加饮水量和膳食纤维的摄入，促进胃肠蠕动。

（3）做好侧切伤口护理，保持肛门周围清洁干燥，促进切口尽快愈合。

（4）排便后要及时清洁或消毒外阴，避免感染。

3.剖宫产产妇的便秘预防

对于剖宫产无并发症者，在剖宫产后 24 小时拔除导尿管后尽量早下地、早活动，试着在室内走动，有助于恢复肠道蠕动，也利于恶露的排出。为促进剖宫产后自行排气，可饮一小勺水刺激胃肠蠕动（注意排气前仅饮一点点水），促进尽早排气，方可尽早进食饮水。

产后痔疮发作如何护理？

在孕期，随着胎儿的生长发育，子宫逐渐增大，增大的子宫压迫盆底组织器官，影响盆腔血液循环，导致肛周血液循环障碍易发生痔疮，对于产妇无疑是一种难以承受的痛苦，因此在孕期或孕前就应加强痔疮的预防与管理。

1. 首先需要家人配合产妇多做顺时针按摩腹部，增加胃肠蠕动。

2. 对于产后排便困难者可以遵医嘱使用一些外用药物，促进干结的大便排出体外。

3. 科学饮食调理，摄取易消化的食物，多吃新鲜蔬菜和水果，禁食辛辣刺激性食物。

4. 产后避免久坐、久站或久蹲，减少对肛门部位的压力，以减轻痛苦。

5. 可遵医嘱外用一效膏促进消肿，或恶露干净后，痔疮散用 40℃左右的温开水冲化后坐浴 10 ～ 15 分钟。

产后便秘的康复训练方式有哪些？

产妇在分娩后的几个月内非常容易出现便秘问题，其中产后盆底肌感觉缺失、无法感知和收缩控制盆底肌是造成产后便秘的重要原因之一，所以通过专业的康复指导进行科学的运动训练，可以改善盆底肌的功能，改善产后便秘症状。

1. 腹式呼吸

（1）仰卧位，双手自然放于下腹部，或一手放在胸部一手放在腹部，以感受腹式呼吸的节奏。双下肢屈曲，双脚平放于床面上，双膝、双脚与髋同宽，腰部尽量贴于床面。

（2）吸气时用鼻子吸气，以肚脐为中心，腹壁向四周轻轻扩张；呼气时用嘴呼气，腹壁从左右两侧向肚脐内收靠拢。一呼一吸如此反复进行，做 5 ～ 10 分钟 / 次，2 次 / 日（图 5-1）。

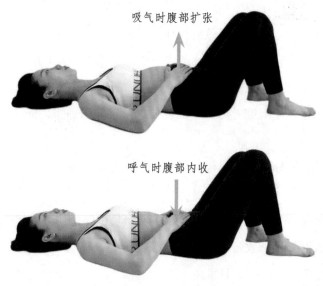

吸气时腹部扩张

呼气时腹部内收

◆ 图 5-1　腹式呼吸

注意：腹式呼吸可以起到放松盆底肌和激活盆底肌的双重作用，对于盆底肌紧张或松弛型的患者均有益处。为避免对产后早期松弛的盆底过度施压，呼吸的幅度不宜过深。如果训练中出现盆底下坠感，则必须减小呼吸深度，或在臀下垫一个软枕将臀部抬高，必要时在康复治疗人员的科学指导下训练。

2. Kegel 运动

（1）仰卧位，双手放在下腹部两侧，双腿屈曲，双脚平放于床面。骨盆略后倾再放松，让腰椎更好地与床垫贴合。

（2）腹式呼吸，吸气时腹部向外扩张的同时，盆底肌向两侧舒展放松，维持 3 ～ 5 秒；呼气时腹部内收的同时，盆底肌从左右两侧向中间并向肚脐方向收缩，保持 3 ～ 5 秒。如此收缩放松反复进行，5 ～ 10 分钟 / 组，做 2 ～ 3 组 / 日（图 5-2）。

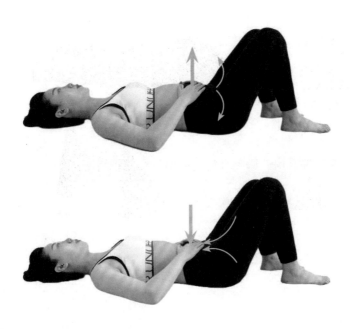

◆ 图 5-2 Kegel 运动

注意：训练前排空膀胱，深呼吸 3 ～ 5 次，保持全身放松。吸气时盆底肌应向两侧舒展放松而不是往下坠，吸气末端不要吸到极致，以免加重产后盆底的负担。呼气时盆底肌配合向内、向上收缩，但不是最大程度收缩，以免加重盆底肌的缺血、缺氧。盆底肌收缩时要避免臀部、腿部肌肉出现代偿收缩。对于盆底肌紧张，大便干燥难排者，注重吸气时充分放松盆底肌；对于盆底肌松弛，排便无力者，注重呼气时收缩盆底肌以激活盆底肌。

3. 俯卧放松法

对于训练后盆底有酸胀、疲劳感，或盆底肌紧张的产妇可采用俯卧放松的方式，来缓解耻骨直肠肌的紧张，利于粪便排出。

产妇俯卧于床上，在额头处垫一块折叠起来的毛巾，趴着休息 5 ～ 10 分钟（图 5-3）。

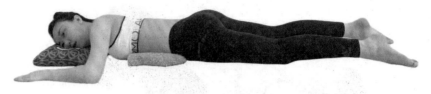

◆ 图 5-3 俯卧放松法

注意: 保护好乳房,避免乳房受压引发乳腺管堵塞。

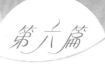

第六篇

产后盆腔脏器脱垂的康复治疗

什么是盆腔脏器脱垂？

盆腔脏器脱垂（pelvic organ prolapse，简称POP）是一类由各种原因导致的盆底支持组织薄弱，造成盆腔脏器或其相邻的阴道壁突入阴道或从阴道脱出。以外阴部块状物脱出为主要症状，伴或不伴有排尿、排便异常、性功能障碍、外阴部出血、炎症等，不同程度地影响患者的生活质量。

通俗地讲，我们可以把盆底的肌肉和韧带等想象为一个"网兜"，承托着盆腔脏器（如膀胱、子宫和直肠），而"网兜"上方的韧带与"网兜"共同维持盆腔脏器在正常位置。也就是说，位于盆底下方的肌肉和筋膜有一定的静息张力，能关闭生殖裂孔，为盆腔脏器提供一个稳定的支撑平台。随着分娩损伤、体重增加、年龄增长、激素水平下降等因素的影响，"网兜"会越来越松弛，当其不堪重负时，盆腔内的脏器（膀胱、子宫、直肠）就会从阴道口脱出，即发生了盆腔器官脱垂（图6-1）。

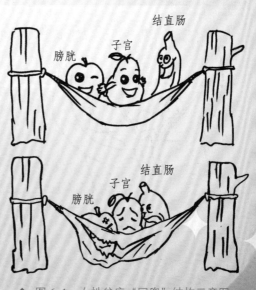

◆ 图6-1 女性盆底"网兜"结构示意图

盆腔脏器脱垂有哪些类型？

盆腔脏器脱垂包括阴道前壁膨出（膀胱、尿道膨出）、阴道后壁膨出（直肠膨出）、子宫脱垂或穹窿脱垂，也可出现上述两种或两种以上类型复合膨出（图 6-2）。

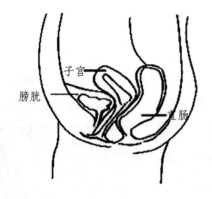

正常

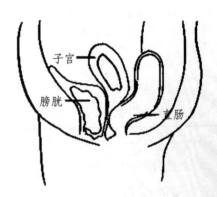

阴道前壁膨出

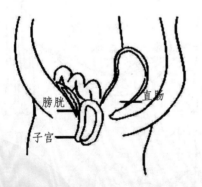

子宫脱垂

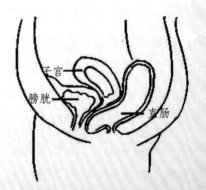

阴道后壁膨出

◆ 图 6-2　盆腔脏器脱垂分型

阴道前壁膨出和阴道后壁膨出：因盆底组织损伤或其他原因导致阴道支持组织不能维持在正常解剖位置，表现为阴道前壁或后壁呈球状物向下膨出，甚至脱出于阴道口外。

子宫脱垂：因子宫主韧带和骶子宫韧带支持功能减弱，不能维持子宫和阴道的上段高于坐骨棘水平，导致子宫体及子宫颈向阴道口脱出。

穹窿脱垂：是子宫切除术后因年龄、绝经、损伤等原因导致盆底筋膜结构支持减弱，阴道穹窿顶端向下移位或脱出。

盆腔脏器脱垂有哪些临床症状？

1. 特异性症状　患者能看到或者感觉到膨大的组织器官脱出阴道口，可伴有明显下坠感，久站或劳累后症状明显，卧床休息后症状减轻；严重时不能回纳，可伴有分泌物增多、溃疡、出血等症状。

2. 下尿路症状　下尿路症状与膀胱和尿道的支持结构缺陷有关。POP-Q Ⅰ～Ⅱ度患者常合并压力性尿失禁，随着脱垂程度加重，压力性尿失禁的症状逐渐缓解，反而出现排尿困难、尿潴留等出口梗阻症状，可表现为排尿等待，或需用手还纳脱出物后方可排尿。

同时，POP 患者患膀胱过度活动症的风险增加，表现为尿急、急迫性尿失禁、尿频和夜尿等症状。

3. 肛门直肠功能障碍症状　肛门直肠功能障碍症状与后盆腔的支持缺陷有关，表现为便秘、腹泻、排便急迫、排便困难、粪失禁等症状，甚至要用手向后推移膨出的阴道后壁方能排便。

4. 性功能障碍症状　性交不适、阴道松弛、性欲降低等症状。

导致女性盆腔脏器脱垂的因素有哪些?

盆腔器官脱垂的发病因素众多,目前公认的致病因素有妊娠、分娩损伤、遗传、先天性缺陷、腹压增加、衰老、长期负重等,这些因素造成盆腔支持结构如韧带、肌肉、筋膜、神经及血管等组织损伤,引发盆腔脏器脱垂。

1. 妊娠与分娩因素 孕期日渐增大的子宫对盆底组织压迫与牵伸,阴道分娩过程中胎头对盆底极度扩张拉伸,被认为是导致盆腔脏器脱垂的高危因素。尤其急产时产力过猛,第二产程延长,会阴侧切或会阴撕裂,产钳使用不当,粗暴、强制性剥离胎盘,孕产次数及产后过早劳动等,均是导致盆腔脏器脱垂的危险因素。

2. 机械性腹压增加 当各种原因导致腹压增加时,盆底承受的压力也会增加,会进一步增加对盆底的损伤。常见的腹压增加因素包括长期便秘、穿紧身衣、重体力劳动、长期站立、用力屏气、盆腔肿瘤、慢性咳嗽等。

3. 医源性因素 盆腔手术可在一定程度上破坏原有的盆底组织结构,可破坏盆底支持系统的完整性,不同术式对盆底损伤的结果不同,而产生不同类型的盆腔脏器脱垂。

4. 营养性因素 当机体营养缺乏时,身体衰弱,盆腔肌肉筋膜松弛萎缩,不能很好地承托盆腔的脏器和组织。而过度肥胖导致盆腹腔脏器移位,加重盆底损伤。

5. 衰老、性激素水平异常 雌激素能够保持盆底组织的弹性、胶原含量、血供和氧供,维持盆底组织的支持功能。当女性随着年龄增长,尤其是围绝经期以后,卵巢功能发生退行性改变,雌激素分泌水平逐渐下降,处于绝经状态,盆腔韧带或盆底肌筋膜组织弹性降低和萎缩退化变薄,发生盆腔脏器脱垂的风险明显增加。

6. 其他因素 结缔组织异常疾病、环境等。

盆腔脏器脱垂有哪些危害？

1. 外阴疾病 正常女性阴道壁是贴合的，阴道口是闭合的。当阴道壁膨出或子宫脱垂后，使外阴形态改变，阴道口开放，引起如阴道排气感、外阴下坠感、异物摩擦感，甚至因长时间摩擦而出现局部溃疡、出血等。

2. 阴道炎 由于阴道口开放，阴道自洁功能下降，易出现分泌物异常，阴道炎反复发作。

3. 性功能障碍 由于盆底肌筋膜损伤、胶原减少后，表现为阴道松弛、阴道壁膨出，无法维持阴道原有的紧致，在性活动中使得男方的紧握感和女方包裹感下降，使双方性快感和性兴奋缺失，影响夫妻性生活质量。

4. 排尿排便障碍 阴道前壁膨出时多伴有膀胱膨出或尿道反折，常常会伴有压力性尿失禁、排尿等待或须用手还纳脱出物后方可排尿；阴道后壁膨出时可出现阴道直肠筋膜与肛尾韧带、会阴体等部位松弛，导致排便无力或排便困难。

什么是盆底的"三腔室"系统和"三水平"理论？

1. "三腔室"系统 腔室理论是指在垂直方向上（纵轴方向）将盆腔分为前、中、后三个腔室。

（1）前盆腔：包括耻骨后间隙、膀胱、尿道及阴道前壁。前盆腔脏器膨出时表现为尿道、膀胱、阴道前壁下移或脱出。

（2）中盆腔：包括子宫、阴道。中盆腔脏器脱垂时表现为阴道穹隆或/和子宫脱垂。

（3）后盆腔：包括阴道后壁、阴道直肠隔、直肠、肛管及会阴体。后盆腔脏器膨出时表现为阴道后壁、直肠下移或脱出。

2. "三水平" 理论

Ⅰ水平：为阴道上段的支持结构，即骶主（子宫主韧带和骶子宫）韧带复合体具有悬吊子宫和上段阴道的作用，使其高于坐骨棘水平并向后牵拉宫颈。

Ⅱ水平：为阴道中段侧方的支持结构，包括盆筋膜腱弓、阴道膀胱筋膜、直肠阴道筋膜（隔）及耻骨尿道韧带，具有将膀胱和阴道向上提拉的作用。

Ⅲ水平：为阴道远端支持结构，包括会阴体、会阴隔膜、尿道外韧带，具有支撑和保护盆腔脏器的作用。

若Ⅰ水平被破坏或缺陷，如产后或子宫切除术后，可出现子宫或阴道穹隆脱垂；若Ⅱ、Ⅲ水平被破坏或缺陷，常导致阴道前壁和后壁膨出，而且三个水平之间呈现互损加重的结局。

如何评估盆腔脏器脱垂？

盆腔脏器脱垂通常是一个逐渐发展的过程，因为早期没有任何症状与不适，很容易被忽视而延误了治疗。尤其对于多次分娩和更年期的女性，自愈的可能性极低。因此，建议产妇在产后 42 天常规到医院进行盆底功能筛查，尽早发现和预防盆腔脏器脱垂。

盆腔脏器脱垂评估时参照患者主诉症状、体征和辅助检查为依据，根据脱垂定位、分度和伴发症状来综合判断脱垂部位和严重程度。

（一）评估方法

1. 问诊

询问病史，如孕产史、手术史、性生活史、日常生活习惯、工作性质等，是否从事重体力劳动、久坐或长期站立工作，有无自我感觉症状，如下坠感、尿失禁、排尿是否顺畅、便秘、性生活满意度及心理状态等。

2. 查体

（1）检查前先排空膀胱，取膀胱截石位，暴露外阴，观察外阴形态、尿道外口、阴道外口及分泌物的颜色、性质等情况。

（2）检查人员对外阴消毒后，用戴无菌手套的手将小阴唇分开，先观察静息状态下的阴道口有无脱出物，以及脱出物的部位和程度；再嘱患者屏气向下用力做排便的动作，持续 6 秒，查看阴道内有无脱出物及脱出物的部位和程度。

（3）窥器暴露阴道和子宫颈，观察有无黏膜萎缩、角化和溃疡。

（4）双合诊检查盆腔有无包块及压痛，除外盆腔肿瘤等其他妇科疾病；三合诊检查直肠情况，鉴别直肠膨出和肠疝。

（5）让患者做盆底肌的主动收缩，评估盆底肌和肛门括约肌的完整性、肌力和本体感觉情况。

3. 辅助检查

（1）对于顶端和（或）阴道前壁膨出且无压力性尿失禁症状者，有条件时建议行脱垂复位后的隐匿性尿失禁试验。

（2）对于合并尿失禁的 POP 患者，建议行尿动力学检查或尿失禁的临床检查，如排尿日记、尿垫试验等。

（3）盆底超声检查和盆底 MRI 检查，有助于诊断和治疗方式的选择。

4. 记录

根据问诊和查体结果，详细记录。

（二）脱垂判断标准

评估脱出的程度可以参照传统分度法（表 6-1、表 6-2），是以处女膜缘为分界线，将脱垂分为三度。此法相对容易判断，但是不够精准。在临床上通常使用专业性较强 POP-Q 评分法（表 6-3、表 6-4），也有使用相对简便的阴道半程分级法（表 6-5）。

1. 传统分度法

表 6-1 子宫脱垂分度

分期		标准
Ⅰ度	轻型	宫颈外口距处女膜缘 < 4cm，未达处女膜缘
	重型	宫颈已达处女膜缘，阴道口可见宫颈
Ⅱ度	轻型	宫颈脱出阴道口，宫体仍在阴道内
	重型	部分宫体脱出阴道口
Ⅲ度		宫颈和宫体全部脱出阴道口外

表 6-2 阴道前壁和阴道后壁膨出分度

分期	标准
Ⅰ度	阴道壁达处女膜缘，但未膨出于阴道外
Ⅱ度	部分阴道壁已膨出于阴道外
Ⅲ度	阴道壁已全部膨出于阴道外

2. 盆腔脏器脱垂定量分期法（POP-Q）

表 6-3 盆腔脏器脱垂分度（POP-Q 分类法分期标准）

分期	定位标准
0	没有脱垂，Aa、Ap、Ba、Bp 均在 3cm 处，C、D 两点在阴道总长度和阴道总长度 −2cm 之间，即 C 或 D 点量化值 ≤（TVL−2）cm
Ⅰ	脱垂最远端在处女膜平面上 > 1cm，即量化值 < −1cm
Ⅱ	脱垂最远端在处女膜平面上 < 1cm，即量化值 ≥ −1cm，但 ≤ +1cm
Ⅲ	脱垂最远端超过处女膜平面 > 1cm，但 < 阴道总长度 −2cm，即量化值 > +1cm，但 <（TVL−2）cm
Ⅳ	下生殖道呈完全或几乎完全外翻，脱垂最远端即宫颈或阴道残端脱垂超过阴道总长 −2cm，即量化值 ≥（TVL−2）cm

注：POP-Q 以处女膜为参照点（0 点），以阴道前壁、后壁和顶部共 6 个指示点（前壁 Aa、Ba；后壁 Ap、Bp；顶部 C、D 点）与处女膜之间的距离来描述脏器脱垂的程度。

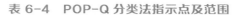

表 6-4 POP-Q 分类法指示点及范围

参照点	解剖描述	正常定位范围（cm）
Aa	阴道前壁中线，距处女膜缘 3cm 处，相当于尿道膀胱皱褶处	−3 ~ +3
Ba	阴道顶端或前穹窿到 Aa 点之间阴道前壁上段中的最远点，在无阴道脱垂时，此点位于 −3cm，阴道完全外翻时，此点为正数，其值与阴道顶端外翻的长度相等	−3 ~ +tvl
Ap	阴道后壁中线，距处女膜缘 3cm 处	−3 ~ +3
Bp	阴道顶端到 Ap 点之间阴道后壁上段中的最远点，在无阴道脱垂时，此点位于 −3cm，在子宫切除术后或阴道完全外翻时，此点为正数，其值与阴道顶端外翻的长度相等	−3 ~ +tvl
C	宫颈脱垂最为明显的点或子宫全切除术后阴道顶端所处最远端	−tvl ~ +tvl
D	有宫颈的阴道后穹窿顶端处（道格拉斯窝）的位置，代表子宫骶骨韧带附着于宫颈后壁水平；当宫颈缺如时，可不测量 D 点，C 点位置即可代表阴道穹隆的位置	−tvl ~ +tvl
gh	尿道外口的中点至阴唇后联合的长度	
pb	阴唇后联合至肛门中点的长度	
tvl	当 C 点或 D 点处于完全正常位置时，阴道顶端到处女膜缘的总长度	10 ~ 12

3. 阴道半程分级法

Baden-Walker 的 POP 阴道半程分级法将处女膜到阴道前穹隆定位为全程。

表 6-5　阴道半程分级法

分期	标准
Ⅰ度	阴道前壁、后壁或宫颈下垂达全程一半
Ⅱ度	阴道前壁、后壁或宫颈下垂接近或达到处女膜缘
Ⅲ度	阴道前壁、后壁或宫颈下垂超过处女膜以外

注：此方法作临床评估，虽应用起来方便易掌握，但不能定量评估脱垂或膨出的程度。

无论采用哪种分期或分级系统，均应在患者向下用力屏气做 Valsalva 动作时，以脱垂完全呈现出来的最远端部位计算。检查体位多采用仰卧位下膀胱截石位。

产后盆腔脏器脱垂如何康复治疗？

1. 最佳治疗时机　产后尽早接受盆底康复治疗对预防和治疗盆腔脏器脱垂具有重要意义，可有效预防和降低盆底功能障碍性疾病的发生。开始盆底康复治疗的最佳时间是产后 42 天以后，直至产后一年内都是盆底肌功能恢复的黄金时期。

2. 治疗方法　盆腔脏器脱垂的治疗分为非手术治疗和手术治疗。

（1）非手术治疗：适用于轻、中度脱垂，伴或不伴有临床症状的患者，具体治疗方案包括生物反馈电刺激、盆底肌筋膜手法治疗、呼吸训练、内脏松弛术、生活行为指导及科学运动等方式，恢复盆底肌筋膜本体感觉与结构功能，平衡盆底、骨盆与躯干周围肌肉力量和张力，建立正确的呼吸模式，恢复内脏律动功能，养成良好的日常生活行为习惯，进而延缓手术治疗，甚至可以避免手术。必要时遵医嘱采用中药治疗，如补中益气汤等。

（2）手术治疗：手术治疗分为重建手术和封闭性手术。重建手术的目的是恢复阴道的解剖位置，而阴道封闭术或半封闭术是将阴道管腔部分或全部关

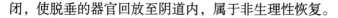

闭，使脱垂的器官回放至阴道内，属于非生理性恢复。

手术治疗适用于非手术治疗效果不明显，或者不耐受非手术治疗及重度脱垂者。

盆底肌力评估正常，但有阴道前壁膨出却没有自觉症状，需要做盆底康复治疗吗？

需要康复治疗。

当女性经历怀孕和分娩后，盆底肌肉筋膜就已经受到了不同程度损伤。此时评估盆底肌力虽然正常，但阴道前壁已出现膨出现象，说明尿道或膀胱的解剖位置已发生位移，盆底肌已处于失衡状态。

当出现前壁膨出后，就要尽早开始盆底康复治疗，促进盆底损伤修复。对于轻中度的阴道壁膨出者需要长时间坚持盆底肌康复治疗，结合家庭盆底肌训练，可以减缓病情发展；对于中重度脱垂如要恢复解剖位置则需要手术治疗，而在手术前后仍需辅助盆底康复治疗。

因此，对轻中度子宫脱垂患者虽然没有自觉症状，但同样需要介入盆底康复治疗，以增强盆底肌筋膜与韧带功能，减缓病情发展。

改善盆腔脏器脱垂的运动方式有哪些？

1. 腹式呼吸

（1）仰卧位，将臀部抬高，双手自然放于下腹部，双下肢屈曲，双脚平放于床面上，双膝、双脚与髋同宽，腰部尽量贴于床面。

（2）吸气时用鼻子吸气，以肚脐为中心，腹壁向四周轻轻扩张；呼气时用嘴呼气，腹壁从左右两侧向肚脐内收靠拢。一呼一吸如此反复进行，做 5 ~ 10 分钟 / 次，2 次 / 日（图 6-3）。

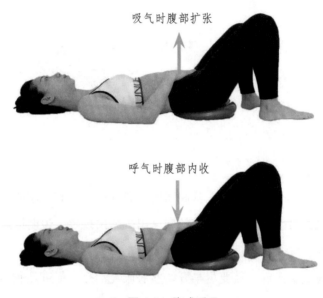

◆ 图 6-3　腹式呼吸

为避免对产后早期松弛的盆底过度施压，呼吸的幅度不宜过深。如果训练中出现盆底下坠感，则必须减小呼吸深度，可在臀下垫一个软垫将臀部抬高，必要时在康复治疗师的科学指导下进行呼吸训练。训练应循序渐进，持之以恒。

2. 初阶 Kegel 运动

（1）仰卧位，臀下垫一软垫将臀部抬高，双手放于下腹部或身体两侧，双下肢屈曲，双膝双脚与髋同宽。

（2）腹式呼吸，吸气时腹部向外扩张的同时，盆底肌向两侧舒展放松，维持 3 ~ 5 秒；呼气时腹部内收的同时，盆底肌从左右两侧向中间并向肚脐方向收缩，保持 3 ~ 5 秒。如此收缩放松反复进行，5 ~ 10 分钟 / 组，做 2 ~ 3 组 / 日（图 6-4）。

注意：训练前排空膀胱，深呼吸几次，保持全身放松。吸气时盆底肌应向两侧舒展放松而不是往下坠，吸气末端不要吸到极致，以免加重产后盆底的负担。呼气时盆底肌配合向内向上收缩，但不是最大程度收缩，以免加重盆底肌的缺血、缺氧。盆底肌收缩时要避免臀部、腿部肌肉出现代偿收缩。

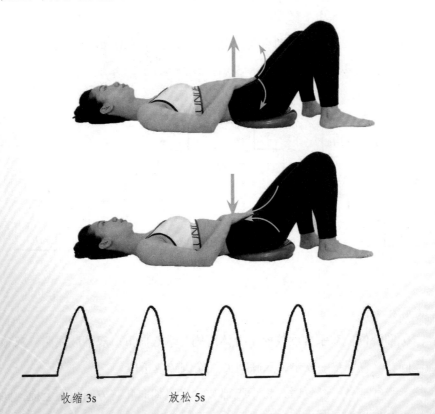

收缩 3s   放松 5s

◆ 图 6-4 盆底肌收缩 3 ～ 5 秒，放松 3 ～ 5 秒，做 Kegel 运动

3. 高阶 Kegel 运动

（1）训练体位同初阶 Kegel 运动。

（2）腹式呼吸，吸气时腹部向外扩张的同时，盆底肌向两侧舒展放松；呼气时腹部内收的同时，盆底肌做上阶梯式收缩，即呼气时盆底肌向内、向上部分收缩并保持，再吸气时盆底肌保持不动，待下一次呼气时继续向内、向上收缩，再吸气时盆底肌仍旧保持不动，整个收缩过程根据自身能力分为 3 ～ 5 次爬梯完成。

保持收缩 5 秒。

再跟随呼吸节奏做盆底肌下阶梯式训练，即吸气时放松盆底肌下一级台阶，呼气时保持不动，再吸气时再下一级台阶，再呼气时仍旧保持不动，整个放松过程分为 3 ～ 5 次下梯完成。

每次上梯下梯 Kegel 运动后要充分放松休息 10 ～ 15 秒后再做下一组，做 5 ～ 6 组 / 次，2 ～ 3 次 / 日（图 6-5）。

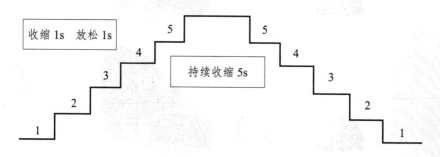

◆ 图 6-5 高阶 Kegel 运动

4. 臀桥 Kegel 运动

（1）仰卧位，双手自然放松于身体两侧，掌心向下。双下肢屈曲，双膝双脚与髋同宽。臀下垫一软垫，双膝间夹一瑜伽砖或小球。

（2）吸气准备。呼气时，将小腹部和盆底肌朝向肚脐方向收缩上提，同时收缩臀大肌，将臀部慢慢向上抬起。吸气时慢慢落下臀部，盆底肌放松。如此反复，8 ～ 10 次 / 组，2 ～ 3 组 / 日（图 6-6）。

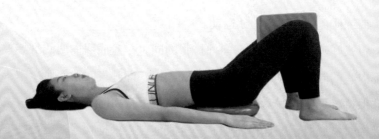

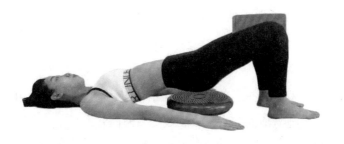

◆ 图 6-6　臀桥 Kegel 运动

注意：双脚跟距离臀部约 1 脚掌长度的距离为宜。训练中通过收缩臀肌控制臀部慢抬慢落，用心感受盆底肌向上提升，不可用腰背部肌肉力量抬高臀部，如有腰痛应停止训练。

5. 倒箭式

（1）仰卧位，将臀部靠近墙面，两腿并拢立于墙面上，双手自然放于身体两侧横向展开，最好在臀部下方垫一软垫。

（2）先做 3 ~ 5 次腹式呼吸，以激活膈肌、腹肌和盆底肌，稳定腹压。再闭上眼睛充分放松，感受一呼一吸，保持此体位 5 ~ 10 分钟 / 次，2 ~ 3 次 / 日。也可以在躯干稳定控制良好的情况下，做双下肢外展内收运动，以提高骨盆和髋关节的运动控制能力（图 6-7）。

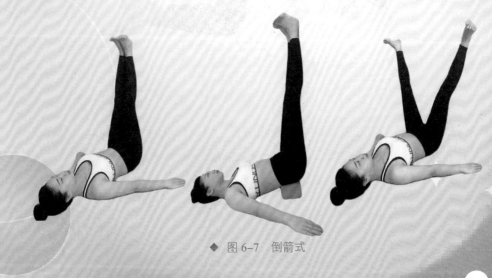

◆ 图 6-7　倒箭式

注意： 尽量让臀部距离墙面略近一些，以大腿后侧没有明显的牵拉疼痛为宜。

6. 膝胸位 Kegel 运动

（1）膝胸位，双手互抱，将额头放在手背上，头与躯干保持中立位，胸部尽量贴近床面，大腿与地面垂直，双膝双脚与髋同宽。

（2）腹式呼吸，吸气时腹部和盆底肌放松，呼气时下腹部与盆底肌朝向肚脐方向收缩上提，保持 3 ～ 5 秒，再吸气时腹部和盆底肌放松 3 ～ 5 秒。如此反复收缩放松，5 ～ 10 分钟 / 组，2 ～ 3 组 / 日（图 6-8）。

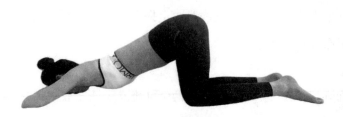

呼气时腹部与盆底肌放松

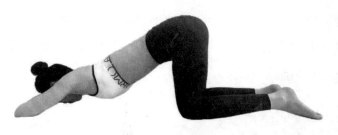

呼气时腹部与盆底肌收缩

◆ 图 6-8　膝胸位 Kegel 运动

注意： 腹肌、盆底肌收缩与呼吸相结合，强调呼气时下腹部和盆底肌向肚脐方向收缩上提，感受腹肌、盆底肌肉筋膜的向上提升运动。

在日常生活中预防产后盆腔脏器脱垂有哪些注意事项？

对于盆腔器官脱垂而言，预防远比治疗更重要。建议每一位适龄女性无论在孕前、孕期还是在产后，都应科学合理安排好日常生活，养成健康的生活方式。

1.控制体重。"坐月子"期间不必为了哺乳，摄入过量的营养物质，尤其是过于油腻的汤水。而月子里体力活动极少，很容易导致身体发胖而加重盆底负担。因此，月子期间合理膳食、控制体重至关重要。

2.改善便秘。产妇分娩后应大量补充水分和适量的膳食纤维，推荐每日摄入的液体总量在1500mL以上（哺乳者可适当增加），摄入膳食纤维为25～30g。如有便秘，可早晚服蜂蜜水以润肠通便，避免排便时过度用力，养成良好的排便习惯。

3.尽量避免腹内压增高的动作。治疗慢性咳嗽，避免长时间抱娃、提举重物、重体力劳动或高强度运动等导致腹内压增高的行为。分娩后盆底肌恢复大约需要3～6个月的时间，在此期间还应避免久坐、久站、久蹲。

4.避免憋尿，规律排空膀胱。

5.戒烟酒，忌咖啡、浓茶等刺激性饮品。

6.早筛查、早发现、早干预，控制盆腔脏器脱垂继续发展。

产后应不应该使用束腹带？

腹部臃肿肥胖困扰着许多产后女性，由于孕育过程中的增重与腹部被过度牵拉，造成腹部松弛、脂肪堆积，因此，使用束腹带成为产后辣妈的心理寄托。殊不知收紧的束腹带会导致腹压增高，同时也对尚未恢复的盆底组织施加了向下的压力，加重了盆底的负担。

　　正常顺产者是不建议使用束腹带的，产后只要科学调理呼吸和适当活动就可促进产后体态的恢复。但对于产后腹部特别松弛者有必要合理使用束腹带，以帮助子宫、产道的复旧及产后恶露排空，但一定不可系得过紧，以免增加腹压，影响血液循环，加重盆底损伤，造成盆腔脏器脱垂。

　　对于剖宫产的产妇早期为了压迫止血，固定伤口，避免出现牵扯伤口疼痛，利于伤口愈合，可以在产后 3 ～ 7 天内使用束腹带，如果下床活动自如，伤口不疼痛就停止使用。

第七篇

产后性功能障碍的康复治疗

随着盆底康复专业的日益发展，产后性功能障碍这个私密话题已越来越受到高度关注。

您了解产后性功能康复的重要性吗？

女性经历了孕产过程对盆底造成损伤，以及分娩疼痛而产生痛苦的记忆，分娩过程导致会阴部的肿胀、撕裂损伤、盆底肌松弛等原因，在心理留下阴影，产后早期害怕恢复性生活，担心会出现疼痛、感染或阴道松弛等顾虑，更不知道该何时恢复性生活较为合适。然而，这种忧心忡忡的性焦虑，让小夫妻的情感交流笼罩在迷雾之中，严重影响二人身心健康与家庭和谐。因此，人们对性知识的学习和了解有着迫切需求，讨论产后性功能恢复的相关问题具有深远的社会价值。

什么是女性性功能和性反应？

女性性功能是指女性对性刺激的应答能力，即对恰当的性刺激做出适宜的身心反应。

性反应是指人体受到性刺激后，身体上出现的可以感觉到、观察到并能测量到的变化，这种变化可以发生于生殖器官及身体的其他部位。而每个人的性反应和反应周期均不同，多因生理、心理和社会环境等因素的影响而表现各异。

什么是性反应周期？女性性反应周期包括哪几个阶段？

性反应周期是指男女双方的性欲因性刺激被唤起，进而发生性兴奋，当性兴奋积蓄到一定程度，便通过性高潮将性能量释放，同时出现生理、心理及行为的阶段性变化模式和周期性变化规律。

1966 年，美国著名妇产科教授 W·H·马斯特斯与 V·约翰逊对男女性活动期间的生理改变进行研究首次提出了性反应周期。将其分为 4 个阶段：兴奋期、平台期、高潮期和消退期。然而，目前有学者认为此周期模式虽然有助于理解性反应时所发生的解剖学和生理学方面的变化，但忽视了性欲和性唤起这两个极重要的人类对性反应的主观感受，建议将性反应周期划分为 5 个周期，即性欲期、性兴奋期、性持续期、性高潮期和性消退期。

1. 性欲期

心理上受非条件性和 / 或条件性性刺激后对性的渴望阶段。性欲的高低取决于女性体内的睾酮水平，此期以性幻想和性渴望为特征，只有心理变化，而无明显生理变化。

2. 性兴奋期

性兴奋期是性欲被唤起后，身体开始出现的性紧张阶段。通常女性对触觉和精神刺激更加敏感，表现为生殖器充血，尤以阴道润滑为首要特征，一般在性刺激 10 ～ 30 秒钟后，液体从阴道壁渗出，使阴道润滑、阴道长度增加、阴蒂肿大凸出、乳房肿胀和乳头勃起、心率加快、血压轻度上升、呼吸略有加快及肌肉紧张等，心理上对性渴望更加明显。

3.性持续期

性持续期指性兴奋不断积聚、性紧张持续稳定在较高水平阶段，又称平台期、高涨期。此期生殖器充血更加明显，阴蒂勃起，阴道更加润滑，全身肌肉紧张明显并出现部分肌强直，胸前和颈部皮肤出现"性红晕"，心理上进入兴奋和激动状态。

4.性高潮期

性高潮期在性持续期的基础上，迅速发生身心极度快感的阶段，是性反应周期中最关键、最短暂阶段。

有些女性不知道怎样识别自己的性反应周期，是否达到性高潮？有人将性兴奋误以为是性高潮，其实处于性高潮时有许多明显的特征。伴随着性高潮的到来，女性盆底肌肉会发生明显的剧烈有力而令人愉悦的收缩，对方会感到强烈的对阴茎紧致包裹感，这种收缩一般为3～12次，由强到弱逐渐消失，子宫通常也发生收缩。同时伴面部表情亢奋痉挛、身体扭动或全身痉挛样收缩、呻吟、出汗及心身陶醉，全身多处出现"性红晕"，乳头勃起，呼吸、心率加快，使逐渐积累的性紧张迅速释放，同时带来极度的愉悦和快感。

5.性消退期

在性高潮后，性紧张会逐渐松弛，并恢复到性唤起前状态的阶段。此期乳房肿胀、生殖器充血肿胀消退，全身肌张力恢复正常，心率、呼吸、血压都恢复平稳，感觉舒畅，心理满足。

女性和男性的性反应特点不同，女性在性高潮之后没有不应期，如果继续给予有效的性刺激，可以获得不只一次的性高潮；消退期过程也比男子缓慢，尤其是性器官的充血消退时间较长，可达10～20分钟。

什么是女性性功能障碍？

女性性功能障碍是指女性个体在性反应周期中的一个或几个阶段发生障

碍，而不能参与或不能达到其所预期的性生活所必需的性生理反应和性快感。

女性性功能障碍的诊断没有金标准和客观指标，主要依靠临床判断，通常为女性自身因性现状引发的精神痛苦。目前的流行病学调查结果显示女性性功能障碍患病率高达 26% ～ 76%，已经成为严重影响女性健康、生活质量及家庭和谐的公共卫生问题。

女性性功能障碍包括性欲障碍、性唤起障碍、性高潮障碍、性交疼痛障碍等，其中每种性功能障碍都可进一步分为原发性、继发性和境遇性。

1. 性欲障碍

性欲障碍包括性厌恶、性欲减退、性欲亢进。性欲减退是女性性功能障碍最常见的原因，发生率在 5.4% ～ 13.6%，性欲减退的高峰年龄发生在 40 ～ 60 岁及绝经期的女性。

2. 性唤起障碍

经常或反复发生不能获得或维持足够的性兴奋，从而导致个人困扰。包括阴蒂和阴唇的敏感性、阴道平滑肌舒张及阴道润滑等作用的减退，部分或完全的缺乏生殖器充血等生理反应。根据主观上缺乏性兴奋、性愉悦和客观上缺乏外阴肿胀、润滑或其他躯体反应等临床表现分为主观性唤起障碍、生殖器性唤起障碍、混合性性唤起障碍和持续性性唤起障碍。其发生与本身对性刺激的反应有关，也与性伴侣的前戏质量有关，同时还与患者体内性激素水平低下有关。

（1）主观性性唤起障碍：缺乏主观感受，但是却有一些生殖器的生理反应，如阴道有润滑液分泌。

（2）生殖器性唤起障碍：少部分人虽然不能通过刺激生殖器产生性唤起，但是却可以通过许多其他方法达到性高潮。

（3）混合性性唤起障碍：多数性唤起障碍的女性，通过任何形式的刺激，都无法产生生殖器反应，也无法产生性兴奋的主观感受。

（4）持续性性唤起障碍：自发产生的、不被需要的性唤起感觉（麻刺感、搏动感），这种性唤起的感觉可以持续数小时或数天，干扰正常生活，不伴随

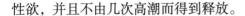

性欲，并且不由几次高潮而得到释放。

3. 性高潮障碍

性高潮障碍是指在充分的性刺激和性唤起之后，持续或反复高潮延迟或缺失，可分为原发性和继发性。

原发性性高潮障碍指在任何方式刺激下从未获得过性高潮；继发性性高潮障碍则指曾经获得过性高潮，或在手淫时可达到性高潮而与性伴侣不能达到性高潮。其发生率为24%～37%，单身女性比婚姻中女性发生率高，绝经后女性发生率更高。可能的原因为心理压力、对婚姻的不满、某些抗抑郁药物、性欲冲动低落、阴道疼痛、阴道干涩、阴道感觉缺失等，也可能与早年所受到的性文化教育有关，认为女性的性高潮出现是不雅的行为，女性应该是被动的、依附男性的，所以有许多女性在性交时压抑自己的感受，终身未获得过性高潮。

4. 性交疼痛障碍

性交疼痛是指在性活动时，由于阴茎向阴道内插入时或在阴道内抽动或性交之后出现的反复或持续发生与性交相关的生殖器疼痛。

性交疼痛表现有原发性和继发性之分，原发性性交痛是指性生活刚开始时即出现疼痛，继发性性交痛是指曾有过美满的性生活，后因各种因素而出现疼痛。疼痛又有完全性与境遇性之分，完全性性交痛是指在任何情境下性交都会发生疼痛，境遇性性交痛是指在某些情境下性交才会出现疼痛。

性交疼痛的部位可在外阴、阴道较浅的部位，也可在较深的盆腔并波及下腹部或腰骶部；有些疼痛部位游走不定，时轻时重；有的在性交开始生殖器刚接触时即出现疼痛，有的是性交过程中疼痛，有的却是性交结束后才出现疼痛，或者疼痛持续数小时甚至数天。

什么是女性性厌恶?

女性性厌恶是指持续的、反复的厌恶,避免与性伴侣发生生殖器的接触。这种性功能障碍必须排除其他精神疾患、人格障碍、躯体疾病或使用药物等情况。

常见的表现有回避性行为,对性行为或性想象过分焦虑、厌恶,甚至惊恐,对性活动产生一种持续性厌恶反应。这种厌恶反应在某些女性只局限于心理方面,表现为对性行为或性想象的恐惧或焦虑,也有的表现为心理和生理两方面。轻者可能有性高潮反应,但也不能在随意的性接触中使厌恶情绪得到缓解;重者即使是男方轻柔的爱抚、拥抱也可产生恶心、呕吐反应,性器官接触更会产生情绪紧张、恐惧不安、心慌、全身颤抖、大汗淋漓、面色苍白感,也被称之为性交恐惧症。

为什么产后没有性欲?

1. 产后性欲低下的原因

由于产后身体虚弱、哺乳带娃、睡眠不足、阴道壁松弛等原因,性生活时没有明显的性兴奋,尤其母乳喂养的女性,卵巢分泌的雌孕激素不足,阴道干涩、分泌物减少等症状,待月经恢复来潮以后性欲会逐渐恢复。

2. 性欲低下的表现

女性性欲低下主要表现为持续或反复地对性不感兴趣,缺乏性幻想,参与性活动的主观愿望和意识缺失及主动性行为的要求减少,由于患者或双方对性活动的频率不满可导致夫妻关系紧张。

功能性性欲低下可伴有心理障碍,而器质性性欲低下可伴随相应的器质性病变症状，如全身慢性疾病、生殖器官疾病、性传播疾病、内分泌系统疾病等。境遇性性欲低下只发生在特定的对象或特定的环境，如在某种环境下性生活很正常，而在另一环境下没有兴趣，完全性性欲低下是在任何环境下长期或持续存在的性欲减退。

如何唤起女性的性欲？

性唤起是由性生理和性心理互相作用的复杂过程，建立在男女双方有丰富的感情基础上。女性的性活动过程比男性复杂得多，随着社会的进步，女性的性问题应该是与男性平等的，她们同样有权利去获得性的知识，懂得如何获取性快感和实现性高潮，并且需要开发自己的性潜能。由于生理结构的差别，在性唤起所需要的时间、方式、情绪等方面，女性明显不同于男性。

1. 性唤起的时间

在两性接触中，女性性欲的唤起常需要一个缓慢的准备和发展过程，如准备不充分，在性欲萌芽初期即开始性交，会导致性交过程不理想或失败，久而久之会出现性冷淡或性厌恶。

2. 性唤起的部位

女性的性感觉除了对性器官的刺激，还需要不断地激发其他性敏感区来唤起性欲。从抚摸性敏感区即已开始进入性生活，在这个过程中，女性体会着丈夫的温柔体贴，易于富有想象地进入性唤起状态。

3. 性唤起的态度

女性在性接触中往往是被动接受的姿态，随着女性对性认知度的提升，女性已逐渐转变为主动表达性需求的主角。

4. 性唤起的表现过程

女性的性欲即使已被唤起，仍然需要一个较长的过程才能达到高潮，一般需要 10 ～ 20 分钟，在这个过程中，女性还可能出现性欲停止或平淡度过而没有性高潮。

5. 性唤起的环境与心境

女性在疲劳的状态下很难进入性欲唤起状态，双方的争吵、在工作上的不愉快等都会对性欲唤起产生障碍。如果只是简单地把性欲看成是一种本能或维系夫妻关系而已，那么随着时间的推移，将变成痛苦的心理负担，从而导致性功能障碍，给婚姻和家庭蒙上一层阴影。

总之，女性性欲唤起是夫妻性生活能否协调的首要环节，丈夫应体贴妻子性唤起缓慢这个特征，不能贪图一时痛快只满足自己的私欲，要知道唤起妻子高涨的性欲会令你们之间的性爱更加幸福和谐。当然，妻子也应学习相关的性知识，激发自身的性能力和唤起方式，以温情和热烈的情绪投入到性爱之中，共同点燃夫妻性生活的甜蜜与激情。

如何正确看待女性性高潮？

1. 影响性高潮的因素

高潮能力与阴道内解剖部位（即性敏感区）如阴蒂、G 点、阴道口、阴唇与敏感的乳头等部位密切相关。尤其是阴蒂，其神经分布十分丰富，对触觉非常敏感。

另外，性高潮与生理机能、性知识、性技巧等因素有关，同时受社会文化与性价值观念等因素的影响也不容忽视。

评价可能造成性功能存在危险预测因子包括：家庭收入少、性生活稀少、性念头缺少、青春期前性接触史、受性骚扰史、遭强奸史等。健康和生活问题包括是否患过性传播疾病、尿道感染症状、健康状态差、情感问题或紧张等，也是相当重要的预测因素。

2. 女性也应享受"性"福

一些女性认为有没有性高潮无所谓，但在女性也应充分享受"性"福的当今时代，提升女性的性高潮指数非常必要。许多女性性活动的主要目的是基于情感表达和追求心理满足，有些女性虽然能经常获得性高潮，但主观上仍对性生活不够满意，亦有些女性较少获得性高潮，但却非常满意自己的性生活，这说明性交只是性爱的一种表达方式，性满足是一种超肉体感觉之上的、层次更高的享受，而性高潮是性交活动中肉体和情感交融释放的巅峰时刻。

为什么会发生性交疼痛？

WHO 报道全球性交疼痛的患病率为 8%～21.1%，在女性性功能障碍就诊患者中，性交疼痛约占 45%，比性欲减退、性高潮障碍等对女性的影响更大，而产后性交疼痛的患病率高达 85.7%，可见分娩是性交疼痛发生的独立危险因素，因此，女性预防产后发生性交疼痛和提高性交痛的认知度非常必要。

1. 性交疼痛的原因

（1）性知识或性经验缺乏。

（2）精神因素。如童年性创伤，幼年时期的经历，与性伴侣缺乏沟通交流。

（3）盆底肌筋膜高张。因长期承受家庭或工作压力、情绪急躁、人际关系紧张等因素均可导致盆底肌筋膜出现张力失衡状态。

（4）激素失衡。产后早期或哺乳期女性，尤其是更年期女性雌激素水平下降，会出现生殖器生理性松弛萎缩，阴道黏膜薄弱、阴道干涩，阴茎插入时外阴灼热和有刺激疼痛感。

（5）器质性因素。如泌尿生殖道萎缩、下尿道疾病（间质性膀胱炎、膀胱炎、膀胱疼痛综合征）、外阴阴道炎、子宫内膜异位症、子宫后倾、盆腔器官脱垂、盆腔手术后、子宫肌瘤、盆腔粘连、精液过敏、心源性性交痛、外阴皮肤病等是性交疼痛的影响因素。

2. 产后性交疼痛的原因

（1）由于孕期盆底组织长期受压和牵张，导致盆底肌筋膜高张，肌肉松弛无力。

（2）分娩时盆底组织受到压迫，阻碍盆腔动脉的血液供应，导致盆底缺血低氧而释放大量内源性致痛物质。

（3）产后会阴侧切或撕裂伤导致伤口疼痛。

（4）产后抑郁、疲劳、压力及哺乳等均是性交疼痛的诱发因素。

（5）产后初期尤其哺乳产妇，由于激素水平的改变，阴道黏膜薄弱，阴道干涩，摩擦时易出现灼热和疼痛。

（6）性知识和性技巧缺乏，男方性交动作粗暴，用力过猛。如阴茎插入太快太深，冲击或挤压阴道腔或子宫颈，使女方的腹压瞬间增高，盆腔内脏器（子宫、膀胱、肠道等）受到牵张刺激，引发盆腔或腹腔的深部疼痛。

（7）患有阴道炎或外阴炎时，局部会有不同程度的充血、肿胀，此时性交会引起局部疼痛不适。

3. 性交疼痛的表现

（1）持续性性交时阴道疼痛。

（2）阴道痉挛，即反复发作或持续性阴道外 1/3 平滑肌的不自主痉挛，导致阴茎不能插入阴道。阴道痉挛通常由阴茎插入引起疼痛所导致，或继发于心理或情感障碍。性交疼痛可与阴道痉挛互为因果。

（3）其他性活动疼痛，即反复或经常出现非性交引起的刺激而导致的疼痛。

可能与生殖器感染、外伤、内分泌激素水平改变有关。可继发于某些疾病，如阴道前庭炎、阴道萎缩或阴道内感染。

大量的研究表明：42.9% 的女性在性生活过程中存在不同程度的性交疼痛，女性在孕前性交痛的发生率仅为 1% ～ 38%，而产后发生率高达 49% ～ 83%，初产妇产后发生率高达 70.6%，会阴侧切术及会阴裂伤妇女的性高潮及性生活满意度较低，性交疼痛发生率较高。

女性性功能障碍如何评估?

性被视为是一个社会敏感的话题,有文化、宗教、伦理等复杂的社会因素,对女性性反应的主观感受进行客观评估非常困难。尽量收集完整、详细的病史资料,对引起性功能障碍的社会因素、病理因素、心理因素进行综合分析,以便祛除明确诱因并及时治疗。

病史采集:主诉、婚育史、性生活史、手术史、治疗经过及疗效,对症状的描述包含首次发生性交疼痛的情况,如疼痛的时间、部位、特点、诱发因素、伴发症状、持续时间,以及对性的认知心理状态和性伴侣状况等。

体格检查必不可少。

女性性功能障碍临床多采用问卷式调查,基本涵盖了女性性功能障碍的4个方面:性欲障碍、性唤起障碍、性高潮障碍、性交疼痛障碍。目前国际常用量表包括简明女性性功能指数(Brief Index of Sexual Function for Women,BISF-W)、女性性功能指数(Female Sexual Function Index,FSFI)、性功能问卷(Sexual Function Questionnaire,SFQ)等,临床最常使用 FSFI,见下表 7-1。

表 7-1 女性性功能指数(FSFI)

本项调查了解您在最近四周内性生活的感觉和反应,您需要做的只是在合适的方框内打钩。尽可能真实清楚地回答各项问题。

关于性欲

定义:包括想要性爱、对配偶的性刺激愿意接受或者有性爱的想象或幻觉。

1.过去四周内,出现性欲的频率如何?

□ 总有   5

□ 多数时间有(超过一半的时间)   4

□ 有时候有(一半时间)   3

□ 偶有（少于一半时间）　　　　　　　　　　　　　　　2

□ 几乎没有　　　　　　　　　　　　　　　　　　　　1

2. 过去四周内，如何评价您的性欲高低？

□ 很高　　　　　　　　　　　　　　　　　　　　　　5

□ 高　　　　　　　　　　　　　　　　　　　　　　　4

□ 中等程度　　　　　　　　　　　　　　　　　　　　3

□ 低　　　　　　　　　　　　　　　　　　　　　　　2

□ 很低或一点都没有　　　　　　　　　　　　　　　　1

关于性激动或性兴奋

定义：是身体和精神的性兴奋感觉，包括性器官的温热、麻木、湿润或肌肉收缩感。

3. 过去四周内的性爱活动或性交时，您是否经常感受到性激动？

□ 没有性活动　　　　　　　　　　　　　　　　　　　0

□ 几乎每次都感受到性激动　　　　　　　　　　　　　5

□ 多数时候感受到（多于一半的次数）　　　　　　　　4

□ 有时感受到（一半的次数）　　　　　　　　　　　　3

□ 偶尔感受到（少于一半的次数）　　　　　　　　　　2

□ 几乎每次都不能感受到性激动　　　　　　　　　　　1

4. 过去四周的性爱活动或性交时，如何评价您的性激动水平？

□ 没有性活动　　　　　　　　　　　　　　　　　　　0

□ 很高　　　　　　　　　　　　　　　　　　　　　　5

□ 高　　　　　　　　　　　　　　　　　　　　　　　4

□ 中等程度　　　　　　　　　　　　　　　　　　　　3

□ 低　　　　　　　　　　　　　　　　　　　　　　　2

□ 很低或几乎没有性激动　　　　　　　　　　　　　　1

5. 过去四周的性爱活动或性交时，产生性激动的自信心强吗？

□ 没有性活动　　　　　　　　　　　　　　　　　　　0

□ 自信心非常强　　　　　　　　　　　　　　　　　　5

□ 自信心强　　　　　　　　　　　　　　　　　　　　4

□ 中度程度自信　　　　　　　　　　　　　　　　　　3

☐ 不太自信　　　　　　　　　　　　　　　　　　　　　2

☐ 自信心很小或不自信　　　　　　　　　　　　　　　　1

6. 过去四周的性活动或性交时，对性激动或性兴奋状况经常是满意的吗？

☐ 没有性活动　　　　　　　　　　　　　　　　　　　　0

☐ 总是很满意　　　　　　　　　　　　　　　　　　　　5

☐ 多数时候满意（超过一半时候）　　　　　　　　　　　4

☐ 有时满意（一半的时候）　　　　　　　　　　　　　　3

☐ 偶尔满意（少于一半时候）　　　　　　　　　　　　　2

☐ 几乎总是不满意　　　　　　　　　　　　　　　　　　1

7. 过去四周内的性爱活动或性交时，阴道是否经常变得湿润？

☐ 没有性活动　　　　　　　　　　　　　　　　　　　　0

☐ 总能够湿润　　　　　　　　　　　　　　　　　　　　5

☐ 多数时候湿润（超过一半时候）　　　　　　　　　　　4

☐ 有时候湿润（一半时候）　　　　　　　　　　　　　　3

☐ 偶尔湿润　　　　　　　　　　　　　　　　　　　　　2

☐ 几乎从不湿润　　　　　　　　　　　　　　　　　　　1

8. 过去四周内的性爱活动或性交时，阴道湿润很困难吗？

☐ 没有性活动　　　　　　　　　　　　　　　　　　　　0

☐ 极其困难，或根本不可能　　　　　　　　　　　　　　1

☐ 很困难　　　　　　　　　　　　　　　　　　　　　　2

☐ 困难　　　　　　　　　　　　　　　　　　　　　　　3

☐ 不太困难　　　　　　　　　　　　　　　　　　　　　4

☐ 不困难　　　　　　　　　　　　　　　　　　　　　　5

9. 过去四周的性爱活动或性交时，阴道湿润经常能够持续到性交完成吗？

☐ 没有性活动　　　　　　　　　　　　　　　　　　　　0

☐ 总是能够维持到性交完成　　　　　　　　　　　　　　5

☐ 多数时候能够（超过一半时候）　　　　　　　　　　　4

☐ 有时候能够（一半时候）　　　　　　　　　　　　　　3

☐ 偶尔能够　　　　　　　　　　　　　　　　　　　　　2

☐ 几乎从不能够　　　　　　　　　　　　　　　　　　　1

10. 过去四周的性爱活动或性交时，阴道湿润持续到性交完成很困难吗？

☐ 没有性活动 0

☐ 极其困难，或根本不可能 1

☐ 很困难 2

☐ 困难 3

☐ 不太困难 4

☐ 不困难 5

11. 过去四周内，当进行性刺激或性交时，经常能达到高潮吗？

☐ 没有性活动 0

☐ 几乎总能达到 5

☐ 多数时候能达到（多于一半时候） 4

☐ 有时能达到（一半时候） 3

☐ 偶尔达到（少于一半时候） 2

☐ 几乎从未达到 1

12. 过去四周内，当进行性刺激或性交时，达到高潮很困难吗？

☐ 没有性活动 0

☐ 极其困难，或根本不可能 1

☐ 很困难 2

☐ 困难 3

☐ 不太困难 4

☐ 不困难 5

13. 过去四周内的性爱活动或性交时，您达到高潮的能力是否令您满意？

☐ 没有性活动 0

☐ 很满意 5

☐ 满意 4

☐ 满意和不满意的概率相等 3

☐ 不太满意 2

☐ 很不满意 1

14. 过去四周内的性活动中，你与配偶之间情绪的亲密程度使您满意吗？

☐ 没有性活动 0

□ 很满意　　　　　　　　　　　　　　　　　　　　5

□ 满意　　　　　　　　　　　　　　　　　　　　　4

□ 满意和不满意的概率相等　　　　　　　　　　　　3

□ 不太满意　　　　　　　　　　　　　　　　　　　2

□ 很不满意　　　　　　　　　　　　　　　　　　　1

16. 过去四周内，与配偶之间的性爱活动使您满意吗？

□ 很满意　　　　　　　　　　　　　　　　　　　　5

□ 满意　　　　　　　　　　　　　　　　　　　　　4

□ 满意和不满意的概率相等　　　　　　　　　　　　3

□ 不太满意　　　　　　　　　　　　　　　　　　　2

□ 很不满意　　　　　　　　　　　　　　　　　　　1

16. 过去四周内，您对整个性生活质量满意吗？

□ 很满意　　　　　　　　　　　　　　　　　　　　5

□ 满意　　　　　　　　　　　　　　　　　　　　　4

□ 满意和不满意的概率相等　　　　　　　　　　　　3

□ 不太满意　　　　　　　　　　　　　　　　　　　2

□ 很不满意　　　　　　　　　　　　　　　　　　　1

17. 过去四周内的性活动中，当向阴道内插入时，经常体验到不舒适或疼痛吗？

□ 没有进行性交　　　　　　　　　　　　　　　　　0

□ 总是感到不舒适或疼痛　　　　　　　　　　　　　1

□ 多数时候感受到（多于一半时候）　　　　　　　　2

□ 有时感受到（一半时候）　　　　　　　　　　　　3

□ 偶尔感受到（少于一半时候）　　　　　　　　　　4

□ 几乎从未感受到　　　　　　　　　　　　　　　　5

18. 过去四周的性活动中，当阴道插入之后，经常体验到不舒适或疼痛吗？

□ 没有进行性交　　　　　　　　　　　　　　　　　0

□ 总是感到不舒适或疼痛　　　　　　　　　　　　　1

□ 多数时候感受到疼痛（多于一半时候）　　　　　　2

□ 有时感受到疼痛（一半时候）　　　　　　　　　　3

□ 偶尔感受到疼痛（少于一半时候）　　　　　　　　4

□ 几乎从未感受到疼痛　　　　　　　　　　　　　　　　　　　　　　　5

19. 过去四周内的性活动中，当阴道插入时或插入之后，如何评价不舒适或疼痛的水平或程度？

□ 没有进行性交　　　　　　　　　　　　　　　　　　　　　　　　　　0

□ 疼痛程度很高　　　　　　　　　　　　　　　　　　　　　　　　　　1

□ 高　　　　　　　　　　　　　　　　　　　　　　　　　　　　　　　2

□ 中等程度　　　　　　　　　　　　　　　　　　　　　　　　　　　　3

□ 低　　　　　　　　　　　　　　　　　　　　　　　　　　　　　　　4

□ 很低或一点都不疼痛　　　　　　　　　　　　　　　　　　　　　　　5

FSFI 域分数和全量表得分

领域	问题	评分范围	系数	最小得分	最大得分	分值
欲望	1、2	1～5	0.6	1.2	6.0	
性唤起	3、4、5、6	0～5	0.3	0	6.0	
润滑度	7、8、9、10	0～5	0.3	0	6.0	
性高潮	11、12、13	0～5	0.4	0	6.0	
满意度	14、15、16	0（or 1）～5	0.4	0.8	6.0	
疼痛	17、18、19	0～5	0.4	0	6.0	
全量表得分				2.0	36	

注：（1）得分 ≤ 26.55 被视为女性性功能障碍（FSD）。

（2）经过中国人群的研究，FSFI < 23.45 为中国女性存在性功能障碍的最适宜阈值。

产后性生活常出现的问题与困惑有哪些？

1. 产后性生活出血

产后性生活出血不是正常现象。引起性生活出血的原因有很多，例如阴道壁黏膜损伤未愈或黏膜薄弱，侧切伤口愈合不良，或者阴道炎、子宫窒室、子

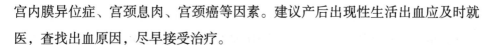

宫内膜异位症、宫颈息肉、宫颈癌等因素。建议产后出现性生活出血应及时就医，查找出血原因，尽早接受治疗。

2. 产后性生活阴吹

阴吹属于中医学范畴，常发生于产后阴道松弛或盆底肌不协调的女性。通俗地讲是指阴道里有气体排出，有时伴有响声，这个私密话题常给女性带来尴尬和困扰。

发生阴吹的主要原因是阴道空间或解剖结构表现为阴道口较窄小，而阴道腔内宽大松弛时，易导致空气聚集在阴道壁褶皱或穹隆内，阴茎提插时将这些空气挤出体外而发出气流声。有时在下蹲、走路或赶公交车时也会出现阴道排气的响声。

3. 产后感觉阴道松弛、性兴奋减弱与自己做 Kegel 训练

不一定有很好的效果，因为很多人做 Kegel 训练时发力位置和收缩方式是错误的，不但没有改善盆底肌松弛，还会使盆底肌筋膜张力失衡，引发阴吹或性交疼痛等情况，所以应在盆底康复专业人员评估和指导后，有针对性地进行 Kegel 训练，而且 Kegel 收缩的模式应随着盆底功能状态的提升而动态调整。

4. 哺乳期对性生活的影响

母乳喂养对产妇和婴儿均有很多益处，一般哺乳期为 10 ～ 12 个月。因为产后激素水平尚未恢复，哺乳带娃过度操劳及睡眠不足，注意力多转移到照顾孩子而暂时忽略了丈夫的感受，部分产妇在哺乳期出现性欲下降，此时特别需要丈夫的理解和支持。

另外，在哺乳期间若房事过度，则可导致乳母气血虚弱，泌乳下降，影响母婴健康，故在哺乳期应适当节制房事。

5. 性欲与月经周期

女性性欲与月经周期密切相关，性欲调节受到内分泌调节功能的影响，会随着月经周期激素水平的波动而出现从弱→强→最强→弱的变化。

在月经期内，由于体内雌孕激素分泌减少，加上因经血来潮的不便，女性的性欲最低；月经干净后，随着垂体分泌的卵泡生成素对卵巢的刺激，卵巢里

的卵泡发育成熟，同时分泌雌激素，其水平逐渐升高，所以这个时期女性的性欲逐渐增强；月经周期的中期（即排卵期），卵子发育成熟并排出，雌激素水平达到高峰，同时又促进孕激素逐渐增高，这个时期女性的性欲最强，有些女性可持续较长的时间；月经前期，由于黄体逐渐萎缩、孕激素与雌激素分泌开始下降，性欲开始变弱。

了解女性性欲的变化过程，对夫妻生活是很有帮助的。比如在女性性欲低潮时，男方不应强求，应多体贴关心对方。而对于有生育要求的，则应选择在女性性欲最强时进行性生活，最大限度地让彼此体验到性生活的快感，有资料报道，在夫妻双方能体验到性高潮情况下受孕胎儿的质量相对更高。

6. "阴茎缺失"综合征

"阴茎缺失"综合征指的是阴茎和阴道之间对强烈刺激的缺失。女性分娩后，阴裂口增宽，阴道口处于打开状态，阴道腔变得宽大松弛，或者因孕产过程对盆底组织的长期极度牵拉，造成盆底神经受损，发生了盆底组织失神经化，出现盆底肌感觉障碍，在双方性交过程中缺少摩擦感觉刺激而致阴茎勃起困难和射精障碍。

和谐的性生活有哪些好处？

1. 和谐美满的性生活能带来积极的情绪，有助于消除紧张、愤怒、焦虑、抑郁等不良情绪，释放精神压力，保持良好的精神状态，增进夫妻感情。

2. 性爱能够得到满足的女性血液中有更多的 T 细胞，可提高机体的免疫功能。

3. 性高潮时表现为极度兴奋状态，使盆底肌肉受到刺激收缩，推动盆腔血液循环流动，可改善盆腔瘀血与肿胀。

4. 性高潮时神经系统释放内啡肽，产生类似吗啡的作用，可明显提高疼痛的阈值，产生快感，释放压力，令人心情愉悦。

5. 减缓衰老，保持年轻状态。

6. 性高潮后，紧张激动的身体开始放松，全身肌肉也在性满足之后得以舒展，有助于消除失眠，而且性生活愈美满，就愈容易进入甜美的梦乡。

7. 防止漏尿。性爱能刺激盆底肌收缩，增强肌肉力量，提高控尿能力，预防尿失禁。

8. 和谐规律的性生活，有助于调节女性体内的激素水平，月经周期也会更加规律。

如何开启产后第一次性爱之旅？

1. 产后性生活的恢复

中医学认为，产时耗气伤血，产后阴血亏虚、百脉空虚，因此产妇在产后早期处于身体虚弱状态，容易感受外邪，导致产后百病。若产后过早进行性生活，则会引起诸多疾病，如褥风、血崩、恶露不绝、腰痛、虚劳等。古人云："产后百日……忧畏勿纵，心犯触及，即便行房，若有所犯……名曰褥风。"

西医学同样认为产妇在分娩时阴道黏膜受到损伤，胎盘剥离后的子宫伤口和子宫颈口回缩需 3～4 周才能愈合，整个生殖系统要经过 6～8 周才能复原，此时性生活易导致细菌侵入，引起产褥感染，给产妇带来痛苦，甚至造成生命危险。

2. 顺产者产后性生活的恢复

（1）通常产后 6～8 周后，子宫、阴道和会阴伤口会慢慢愈合，可以逐渐尝试恢复产后性生活。但是新生组织还很稚嫩，在进行性生活时，丈夫要注意动作宜温柔，避免粗暴。

（2）注意避孕，对于大多数产妇而言，虽然月经还未复潮，但是仍有排卵的可能，所以如果夫妻双方进行性生活时一定要采用有效的避孕措施，避免再度怀孕。

（3）性生活前后要特别注意卫生，性交前，双方必须清洗生殖器官和外阴，尤其是妻子应该在性生活后立即冲洗，防止感染。

（4）产后初次性生活可能出现阴道干涩，哺乳期女性体内性激素水平极低，性欲较差，这就使得阴道分泌物减少，润滑不足而干涩疼痛。因此，在第一次进行性生活的时候，一定要做好前戏，或使用安全的润滑剂来提升性生活质量。

3. 剖宫产者产后性生活的恢复

一般而言，剖宫产的恢复时间建议在产后 8 周以后，但还要根据每位产妇的身体复原及心理状态而定。

剖宫产虽然不直接影响外阴，但腹部会留有较大、较深的创面，愈合需要更长的时间。建议剖宫产术后最好等月经复潮后，或者是在产后 3 个月后再开始性生活更安全。

在性活动中还有哪些困惑？

1. 妊娠期的性生活

并不是说女性怀孕以后夫妇一定要禁止性生活，而是孕期需要在丈夫的体贴与关怀下适度、科学地进行性生活。

孕妇在妊娠期间生理和心理方面均发生明显改变，性生活应科学和谨慎，在妊娠期的前 3 个月内和后 3 个月内应禁止性生活。因为在孕早期性活动容易造成孕妇盆腔充血，促使子宫收缩而引起流产，亦会影响胎儿发育。而在孕晚期性活动则易引起分娩及分娩后感染，另外还可能造成早产、胎盘早期剥离、大出血甚至危及母子安全。那么在妊娠中期可以进行有节制的性生活，但一定要注意卫生、频率、强度及体位，以不造成孕妇疲倦及不压迫腹部为度。

大多数女性在孕期的性反应表现为性欲降低或冷淡，也有少数孕妇在孕期反而性欲更高，丈夫要体谅妻子和保护母子健康，切记不可纵欲。另外，有不良孕产史或孕后有阴道出血、腹痛、腰酸等不适，则绝对禁止性生活。

2. 产后提前恢复性生活的危害

（1）影响子宫恢复，增加感染概率。女性分娩后，破损的子宫内膜尚未修复，而且子宫内的恶露仍有残留，如果在此期间发生性交，细菌就会通过男性生殖器带进阴道，易导致产褥感染、阴道炎或盆腔炎。

（2）盆腔充血，抵抗力下降。在机械动作的刺激下，女性的盆腔在没有恢复良好的情况下造成充血、疼痛。

3. 剖宫产、顺产对性生活的影响

剖宫产比顺产对性生活影响小，是吗？答案是：不一定。

（1）在孕期随着孕周的增加，体重逐渐增长，增大的子宫直接压迫盆底，使盆底肌长期处于被拉伸状态而变得松弛无力；同时受到孕期雌激素水平影响，胶原总量减少，导致盆底肌筋膜的张力减弱，弹性变差；孕6个月后松弛素分泌逐渐增高，使得盆底韧带变得松弛，关节支撑能力下降，出现腰背疼痛、骶髂关节疼痛或耻骨联合分离痛等，尤其在孕后期，孕妇身体的重力轴代偿性前移，导致骨盆前倾和/或前移，使腰背部肌肉过度代偿，导致腰背部疼痛。因此，在孕期时就已经埋下了性功能障碍的隐患。

（2）在剖宫产手术中腹壁、筋膜和子宫等组织被切开并缝合，留下几个层次的瘢痕，对身体的其他器官产生异常牵拉。人体的筋膜犹如一张整体连续的网络，剖宫产留下的瘢痕严重影响了筋膜网的完整性和张拉结构，会对盆底肌筋膜造成一定的伤害，并随着时间的推移，引发一些盆腔内脏或盆底肌筋膜的疼痛不适，因此，也会不同程度影响产后性生活。

如何提升性欲望、性唤起和性高潮能力？

1. 合理安排日常生活，保证睡眠充足

丈夫应多体贴正在产后恢复中并日夜带娃的妻子，尽力承担家务，在期待妻子对自己的性要求做出反应前，应考虑对方的身体状态。

2. 学习性知识，改变性观念

性是人类正常的生理反应和行为，也是夫妻之间爱意表达与情感升华的交流方式。夫妻双方共同学习性知识，适当了解生殖系统功能结构、正常性反应和性反应周期过程，认识性高潮是夫妻双方性交活动中令人身心愉悦和获得快感的重要反应阶段，是享受爱与肉体结合的满足感的过程，有助于夫妻感情融洽，家庭更加和谐美满。

3. 表达心理需求，尽情体验"性"福生活

性渴望是人类正常的生理需求，也是夫妻之间纯洁、高尚的情感交流方式，要摒弃封建保守的观念，解除顾虑，正确表达性欲望和性释放。夫妻双方应保持良好的情感交流，互相包容、鼓励和肯定，女方要试图表达自己的性偏好，主动交流性体验和性需求，使双方的性满意程度不断提高，共同营造性感温馨的环境。

4. 恰当行为诱导，唤起性欲

在性生活过程中，性交的发起、性交时间的长短、事前爱抚等大多是由男方主导的，女方因羞怯或疲劳等原因通常是被动的。男方性欲和性冲动来得快，甚至一开始就很强烈。而女方性欲出现相对较慢，需要足够的性刺激和诱导来唤起性欲，如拥抱，亲吻，抚摸乳房、会阴、阴蒂等敏感部位，使阴道内分泌大量的液体，阴道变得润滑，为阴茎插入做好准备。

5. 性感集中训练，培养性能量

对于性欲低下的女性，可先进行自我性感集中训练，如自我欣赏训练以增强对自身性魅力的信心，性幻想训练即幻想小说或电影中有关性行为的描述，从而提高自己对性的兴趣和缓解对真实性活动的紧张情绪，或自我抚摸刺激阴蒂或 G 点等敏感区域来激发性欲望或性幻想，将获得初次性高潮的体验和快感运用到夫妻性交实践中。如果有可能，尽量夫妻共同参与性感集中训练，效果会事半功倍。

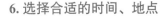

6. 选择合适的时间、地点

时间、地点的选择也是决定性唤起的一个关键因素，性生活尽可能选在女方身心愉快之时和私密、浪漫的环境中进行。

7. 提升性爱技巧，变换性交体式

和谐的性体验，需要夫妻双方共同学习和配合，不同的体式会对阴道产生不同的刺激，根据双方体验选择最优的性爱技巧和体位，通过对阴蒂或 G 点等部位进行有效的强刺激，激发双方产生最大性兴奋，达到性高潮。

注意：女方产后有腰痛时，可选择侧入式或后入式，最好选择女方膝胸卧位，男方采用手膝支撑、跪位或站立的体位，避免把整个体重压在女方身上。

8. 事后温存（后戏），帮助女方获得最大程度的性满足

性高潮后对女方的安抚，可以是亲吻、抚摸，以延续性高潮的满足感和幸福感。尤其没有达到性满足或性高潮时，可以继续通过刺激阴蒂帮助女性达到阴蒂型性高潮，或通过拥抱与亲吻帮助女方获得最大程度的性满足。

9. 寻求专业帮助

如果产后出现性欲、性兴奋或性高潮困难，建议寻求盆底康复专家进行诊治和康复治疗。

如何改善性交疼痛？

1. 盆底肌筋膜手法治疗。通过盆底肌筋膜手法治疗可确定盆底肌或肌筋膜高张力肌束内易激惹区域（扳机点），对其进行松解、拉伸，使痛点或紧张痉挛的肌肉舒展放松，恢复血液供应，缓解疼痛，并提高肌筋膜内感受器的痛觉阈值，减轻对痛觉的敏感性，起到疼痛脱敏的效果，诱导中枢对盆底肌功能的协调控制。

2. 盆底肌训练（Kegel 运动）。建议在盆底康复专业人员评估后，动态调整 Kegel 运动模式。

3. 物理治疗，如盆底肌电刺激、磁刺激、体外冲击波治疗等。

4. 心理治疗，如支持疗法、冥想放松、松弛疗法、三栏记录法等。

5. 呼吸放松训练。

提升性功能的训练方法有哪些？

1. 呼吸训练 +Kegel 运动

（1）仰卧位，双手放在下腹部两侧，双腿屈曲，双脚平放于床面。骨盆略后倾，再放松，使腰椎更好地与床垫贴合。

（2）腹式呼吸，吸气时腹部向外扩张的同时，盆底肌向两侧舒展放松，维持 3 ～ 5 秒；呼气时腹部内收的同时，盆底肌从左右两侧向中间并向肚脐方向收缩，保持 3 ～ 5 秒。如此收缩放松反复进行，5 ～ 10 分钟 / 组，做 2 ～ 3 组 / 日（图 7-1）。

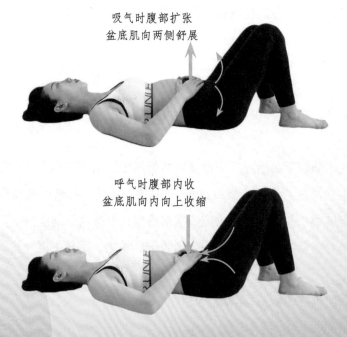

吸气时腹部扩张
盆底肌向两侧舒展

呼气时腹部内收
盆底肌向内向上收缩

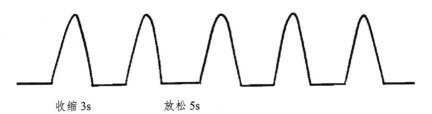

收缩 3s　　　　放松 5s

◆ 图 7-1　呼吸训练 +Kegel 运动

注意： 训练前排空膀胱。吸气时盆底肌应向两侧舒展放松而不是往下坠，吸气末端不要吸到极致，以免加重产后盆底的负担。呼气时盆底肌不必最大程度地收缩，以免加重盆底肌的缺血、缺氧，每组训练之间要充分放松盆底肌。

2. 臀桥 Kegel 运动

（1）仰卧位，双手自然放松于身体两侧，掌心向下。双下肢屈曲，双膝双脚与髋同宽。臀下垫一软垫，双膝间夹一瑜伽砖或小球。

（2）吸气准备。呼气时，收缩臀大肌，将臀部慢慢向上抬起，同时将小腹部和盆底肌朝向肚脐方向收缩上提，吸气时慢慢落下臀部，盆底肌放松。如此反复，8 ～ 10 次 / 组，2 ～ 3 组 / 日（图 7-2）。

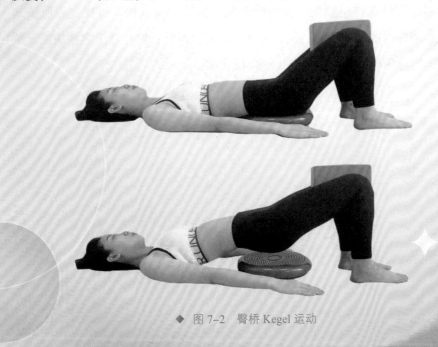

◆ 图 7-2　臀桥 Kegel 运动

注意：双脚跟距离臀部 1 ～ 1.5 倍脚掌长度的距离为宜。训练中通过收缩臀肌控制臀部慢抬慢落，用心感受盆底肌向上提升，不可用腰背部肌肉力量抬高臀部，如有腰痛应停止训练。

3. Kegel 快速反应性收缩训练

（1）体位同图 7-1。

（2）自然呼吸，尝试在 30 秒内进行盆底肌快速最大收缩与快速充分放松练习，以提高盆底肌的快速反应性收缩能力。训练 30 秒 / 次，3 ～ 5 次 / 日（图 7-3）。

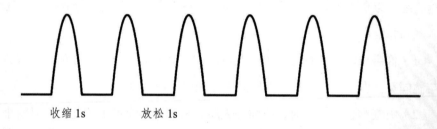

收缩 1s　　放松 1s

◆ 图 7-3　Kegel 快速反应性收缩训练

注意：训练前排空膀胱，深呼吸几次，保持全身放松。每次盆底肌快速反应性收缩练习的时间不宜过长，训练后要充分放松，避免造成盆底缺血、缺氧。收缩时避免臀部、腿部肌肉出现代偿收缩。

第八篇

产后慢性盆腔疼痛的康复治疗

什么是慢性盆腔疼痛?

慢性盆腔疼痛是一种非恶性、非周期性持续或反复发作 6 个月以上，并且能被男、女性盆腔相关器官所感知的慢性疼痛。经常伴有消极的认知、行为和情感后果，对患者的正常生活和工作会造成严重影响。

研究发现，慢性盆腔疼痛的发生与神经纤维异常增生、神经冲动传导异常相关，是某些异常感觉刺激、心理因素和生活环境等多方面综合作用的结果。特定疾病相关的盆腔疼痛是指感染、炎症、创伤等病因明确的慢性盆腔疼痛，未明确病因的慢性盆腔疼痛，被称为慢性盆腔疼痛综合征。

慢性盆腔疼痛可能的发生机制有哪些?

疼痛是机体对内、外环境刺激的一种反应，任何刺激，只要够强度就可引起疼痛。盆腔脏器可能由于出血、炎症、子宫内膜异位症、痛经、盆腔淤血、肿瘤等诱因，通过膨胀、牵拉、炎症、缺血、组织损伤、化学物质等刺激产生痛感，这种内脏疼痛是一种钝痛，持续时间较长，定位不十分明确，另一特点是牵涉痛。

发生盆腔痛时，机体内源性镇痛物质减少，致痛物质增高，血管活性物质和炎性物质释放，可不断加重原病灶的病理变化（局部缺血、缺氧、炎性渗出、水肿），而且对各组织器官功能产生影响。另外，任何原因引起的神经重建亦可导致盆腔痛。常见的慢性盆腔疼痛机制如下。

盆腔炎性疾病的发病机制：盆腔炎如子宫内膜炎、卵巢炎、输卵管炎、卵巢脓肿、盆腹膜炎、宫旁组织炎等，多因机体抵抗力下降、内分泌失调或组织损伤等外来因素破坏了阴道生态平衡时，致病菌逆行感染引起。

盆腔静脉淤血的发病机制：盆腔静脉回流受到激素水平的影响，特别是妊娠后及盆腔静脉瓣膜缺乏，可导致卵巢静脉血液逆行，回流到盆腔髂内静脉引起盆腔静脉淤血综合征，盆腔静脉丛扩张、血液淤滞，引起子宫及附件区肿胀刺激可引起盆腔疼痛。

子宫内膜异位症发病机制：深部浸润的子宫内膜异位病灶导致严重慢性盆腔疼痛的出现，可能与腹膜下盆腔子宫内膜异位病灶对神经的压迫和浸润有关。

间质性膀胱炎的发病机制：可能包括器官结构异常或神经功能异常、淋巴器官功能紊乱、自体免疫功能低下、感染性疾病和心理疾病等，目前对该病发病机制和病因研究甚少。

产后慢性盆腔疼痛的常见原因有哪些？

1. 妊娠和分娩对盆底的影响

女性孕产过程中盆底肌筋膜因承受负荷受到牵拉或难以恢复的拉伸变形，导致肌筋膜损伤，形成扳机点，并逐步发展成盆腔肌筋膜疼痛病灶。

2. 会阴撕裂伤及会阴侧切

生产过程中，常因胎儿巨大、产道因素、产力不足或瞬间产力过大等因素导致会阴撕裂，或经会阴侧切，继而出现会阴瘢痕和肌筋膜损伤，引起近期会阴疼痛及远期盆腔疼痛。

3. 产后盆腔炎症

因产后抵抗力下降，外来病原微生物通过产妇开放的阴道逆行感染，若不能及时治疗可转为慢性盆腔炎症继发疼痛。主要表现是发热、腹痛、异常恶露等。

4. 产后骨盆因素疼痛

在孕晚期和分娩过程中，耻骨联合会轻度分离，骶髂关节、骶尾关节移位，一般在产后可自行缓解。但仍有些产妇的骨盆关节韧带没有恢复其解剖功能，在"坐月子"期间又因为不正确的喂奶姿势和不良生活行为，引发或加重产后骶髂关节、骶尾关节、腰骶关节等部位的疼痛和功能障碍。

5. 精神因素

产后身体激素水平尚未恢复、体质虚弱、喂奶带娃、不能外出活动及家庭成员关系等诸多因素，造成产妇焦虑抑郁，精神压力过大，使盆底肌筋膜张力异常，即"情绪与盆底肌张力对话不和谐"而引发盆腔疼痛。

常见的慢性盆腔疼痛有哪些临床表现及特点？

1. 临床表现

慢性盆腔疼痛是盆腔区域，即肚脐以下至膝部以上的区域，出现不明原因疼痛，持续半年以上，可表现为盆腔内胀痛、下腹痛、双侧或者单侧的髂窝处疼痛、外阴痛，或是无明显定位，可表现灼热感、持续性、间歇性钝痛或隐痛，或经期重度的痉挛性小腹痛，或排尿痛、排便痛、性交痛，还有一种异常患病行为——躯体偏见疼痛，即患者认为自己患有疾病。因此，慢性盆腔疼痛会涉及人体的多个系统。

（1）生殖系统：如子宫内膜异位症、慢性盆腔炎性疾病、盆腔粘连、盆腔静脉淤血综合征、外阴疼痛综合征、遗留卵巢综合征或残留卵巢综合征、子宫腺肌症、输卵管结核、妇科恶性肿瘤及性交痛、痛经等。

（2）消化系统：如炎性肠病、肠易激综合征、慢性肛门疼痛、结肠直肠肿瘤等。

（3）泌尿系统：如间质性膀胱炎、泌尿系感染、尿道憩室等。

（4）骨骼肌肉系统：如盆底肌筋膜紧张、耻骨软骨炎、骶髂关节功能紊乱、尾骨痛、梨状肌综合征等。

（5）神经系统疾病：如阴部神经痛、髂腹下神经痛、髂腹股沟神经痛等。

（6）精神心理问题：产后焦虑、抑郁、性交恐惧等。

2. 特点

基于哈佛大学对波士顿地区 5000 名女性的研究表明，慢性盆腔痛的特点如下：

（1）发病隐匿，病因复杂，就诊率低。

（2）治愈率低，易反复。

（3）与种族、地区、教育程度、经济收入等没有明显关联。

（4）发病率 4% ～ 19%，> 5% 有长期疼痛。

（5）发病年龄低，25 岁为发病高峰期。

（6）危害身心健康和生活质量，甚至伴随着抑郁或焦虑。

（7）盆腔良性疼痛，持续或反复发作 6 个月以上，或周期性发作 3 个月以上。

（8）疼痛与消极的认知、行为、性活动及情感有关。

（9）伴随有下尿路症状及肠道、盆底、妇科或性功能障碍。

慢性盆腔疼痛可以准确定位吗？

盆神经包括躯体神经系和内脏神经系，盆腔痛是痛觉、触觉、温度觉等通过感受器传入，一部分经躯体神经系传导的，患者可准确地描述出疼痛刺激的来源和部位、疼痛性质及强度；另一部分经内脏神经系随交感神经或副交感神

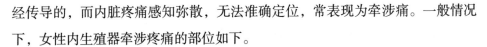

经传导的，而内脏疼痛感知弥散，无法准确定位，常表现为牵涉痛。一般情况下，女性内生殖器牵涉疼痛的部位如下。

卵巢：常见脐稍下方两侧和背部髂嵴上缘水平。

输卵管：常牵涉耻骨联合上方、腹股沟区或者背部髂嵴上缘水平。

子宫：常涉及腹部脐上方和脐稍下方及背部骶骨上半部，并延伸至臀部。

如何诊断及评估慢性盆腔疼痛？

盆腔疼痛涉及多器官、多系统，所以首先要查找诱因，明确诊断，对疼痛程度进行量化评估，为下一步康复治疗提供依据和效果评价。

（一）询问病史

询问所有可能引起疼痛的诱因，疼痛的时间、程度、部位、性质、持续时间和严重程度，伴随症状，既往史、月经史、婚育史、手术外伤史等，有无情绪波动或精神压力，家庭成员关系，有无童年时期身心创伤史等。

（二）查体

1. 肌肉骨骼神经系统

（1）触诊腹部是否柔软，有无压痛、反跳痛、肌紧张，是否触及包块，其大小、形态、活动度，是否有疝气、瘢痕、扳机点等。触诊臀肌、腰背肌、内收肌等处有无肌筋膜紧张与疼痛。

（2）检查脊柱、耻骨联合关节、腰骶关节、骶髂关节、骶尾关节、髋关节等处有无疼痛或活动障碍。检查直腿抬高试验、骨盆分离试验、骨盆挤压试验、FABER 试验及 Thigh Thrust 试验（骶髂关节挤压试验）等特殊查体情况。

2. 阴道指诊

采用双合诊或三合诊对阴道、盆底肌、子宫、卵巢、输卵管、尿道、膀胱、直肠及阴部神经、闭孔神经等系统进行检查。

3. 盆底表面肌电评估

观察盆底肌在收缩前静息状态下、收缩后静息状态下、快速收缩、持续收缩及耐力等检测指标，了解盆底功能状况。

4. 实验室检查

包括血尿便常规、阴道分泌物、肝肾功、宫颈、肿瘤标记物等。

5. 影像学检查

通过盆腔超声、盆底超声、腹部 MRI、盆腔血管造影、CT 等可以对盆腔特异性疾病提供诊断的依据。

如何识别疼痛状态？

1. 需要关注的疼痛特征

（1）疼痛发作时间。

（2）疼痛强度，可根据患者的主观感觉进行 VAS 评分法分度。

（3）疼痛部位，是否为膀胱充盈后疼痛、肌肉关节疼痛、阴道烧灼痛、排尿痛、腰背痛等，疼痛部位是否固定。

（4）疼痛性质，是否为刺痛、锐痛、钝痛、跳痛、痉挛痛、刀割样痛、烧灼痛等。

（5）加重或缓解因素，如是否与排尿、排便、运动、体位、寒凉及昼夜有关。

（6）是否有性交痛，包括性交开始接触痛、过程中痛或结束后痛。

（7）与月经的关系，是否在排卵期疼痛，或经前期疼痛，或整个经期都疼痛。

（8）有无伴随症状，疼痛有无放射或扩散，疼痛有无变化及变化过程。

（9）以往接受过的治疗及效果。

（10）对生活质量和心理状态的影响程度。

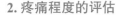

2. 疼痛程度的评估

临床常用视觉模拟评分法（visual analogue scale，VAS）进行疼痛的评估。根据患者标出的位置客观地对疼痛做出评分，并对疼痛治疗的效果进行较为客观的评价（图 8-1）。

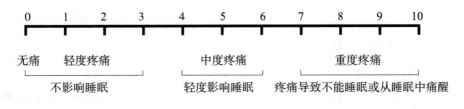

◆　图 8-1　视觉模拟评分法

发生慢性盆腔疼痛与情绪行为有关吗？

答案是：有关。发生慢性盆腔疼痛的原因很多，其中情绪紧张是重要的原因之一。近年来神经生理学家通过实验已经证明，人的情绪状态与肌肉紧张有密切联系。当情绪稳定时肌肉紧张度降低，我们就能有效地进行休息，迅速恢复精力。如果受到不良情绪刺激，则肌肉紧张度迅速升高，如果长期受到坏情绪（激动、愤怒、不安、惊慌、恐惧）的影响，肌肉的紧张度逐渐增高，引发出冷汗、血压升高、呼吸深度及频率加快、内脏器官机能发生变化等现象，甚至出现疼痛或疼痛加剧。

因此，行为疗法（缓解情绪紧张）是控制慢性盆腔疼痛的关键步骤，我们在处理盆底肌筋膜疼痛的患者时，应考虑从交感神经介导的肌肉紧张着手，如压力管理、呼吸放松、冥想、拉伸、按摩、渐进式肌肉放松等。

如何治疗慢性盆腔疼痛？

慢性盆腔疼痛病情比较复杂，治疗前应先明确是否因某些器质性病变而引起的疼痛，例如盆腔炎症、子宫内膜异位症、子宫腺肌症、间质性膀胱炎等。排除器质性病变后，方可进行康复治疗。

1. 治疗方法

（1）药物治疗：遵医嘱使用止痛药、非甾体消炎药、抗抑郁药及激素类药物等。

（2）电刺激：利用脉冲电刺激治疗来缓解疼痛。

（3）生物反馈训练：通过生物反馈治疗，诱导盆底肌肉自主协调性收缩。

（4）盆底肌筋膜手法治疗：是最直接的治疗方法，也是治疗慢性盆腔疼痛的一线治疗方案。

（5）磁刺激治疗：磁刺激可达盆腔深部，有效作用于深层盆部神经肌肉组织，具有镇痛、促进盆底功能康复的作用。

（6）运动训练：科学运动利于恢复盆腔脏器和肌肉组织的血供、氧供和神经支配，促进盆底功能康复，改善肌骨问题。

（7）心理治疗：采用三栏记录法、冥想、呼吸放松、倾诉交流等情绪释放方法。

（8）针刺疗法：通过中医辨证论治，循经取穴针刺，达到疏通经络、促进气血运行、减轻盆腔疼痛的目的。

（9）手术治疗：以上治疗方法无效时，可考虑切除病灶、粘连分解术、神经阻断术等。

（10）其他：如冲击波、超短波等物理因子治疗。

2. 腹式呼吸

呼吸调理在慢性盆腔疼痛的治疗中具有重要意义，尤其是腹式呼吸，对缓

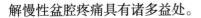

解慢性盆腔疼痛具有诸多益处。

（1）腹式呼吸可以放松身心，降低体内皮质醇（压力荷尔蒙）对身体的有害影响，缓解情绪紧张和减轻压力。

（2）随着一呼一吸带来的腹压变化，可改善盆腔和腹腔内脏器官的律动和功能。

（3）提高人体核心肌群的稳定控制，改善肌肉失衡状态，纠正骨盆倾斜，促进盆腹腔的内脏复位。

（4）放松盆底肌筋膜组织，改善局部血液供应和神经支配，缓解疼痛。

3. 慢性盆腔炎的康复治疗

慢性盆腔炎不是盆底康复治疗的禁忌证，而且科学恰当的盆底治疗可改善慢性盆腔炎的症状，减少复发率。

治疗前先完善实验室检查和盆底功能评估与查体，再根据评估结果采用盆底肌筋膜手法结合生物反馈电刺激治疗，对慢性盆腔炎的治疗具有事半功倍的作用，必要时遵医嘱给予药物治疗。切记，慢性盆腔炎急性发作期绝对禁忌做盆底肌电刺激和肌筋膜手法治疗。

第九篇

产后骨盆修复

　　女性怀孕后，身体发生了巨大变化，如子宫极度的扩张、激素水平的改变和松弛素的分泌，以及身体重力轴前移，而在分娩过程中胎儿通过产道，对产道产生挤压和扩张。那么，这些生理变化都会导致女性骨盆的结构和功能发生巨大改变，继而引发各种体态异常和/或功能障碍，严重影响女性的形体形象与生活质量。因此，骨盆修复成为当今产后女性基本康复的需求和公共课题。

您了解骨盆的解剖结构吗？

　　谈到产后骨盆修复的问题，我们有必要先来了解一下骨盆的结构。骨盆位于身体的正中央，上方通过腰骶关节连结着躯干，下方通过髋关节与双下肢连结，因此骨盆是人体的核心部位，是转化脊柱与下肢力量的枢纽，发挥着承上启下、力量传导的重要作用。

1. 骨盆的骨骼组成

　　骨盆是由 2 块髋骨、1 块骶骨和 1 块尾骨组成。髋骨呈蝶状，由髂骨、坐骨和耻骨三块骨之间以 Y 形软骨相互连结而成，左右成对。骶骨位于骨盆腔后方正中位，呈三角形，两侧通过耳状面与髋骨相连，上方为骶骨底与第 5 腰椎相连，下方为骶骨尖与尾骨相连。出生时骶骨是 5 块独立的骨骼，16 ～ 18

岁开始融合，34 岁时完全融合为一块骨骼。尾骨位于骶骨尖下方，臀裂顶部，由 3 ～ 4 块骨头融合而成，呈扇形，约 2.5cm 或稍长，尾骨尖向内弯曲。女性骨盆比男性的略宽而短，且向外张开，其结构差异决定了男女不同的生理功能（图 9–1）。

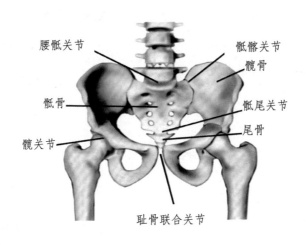

腰骶关节　　　　　　　　骶髂关节
　　　　　　　　　　　　髋骨
骶骨　　　　　　　　　　骶尾关节
　　　　　　　　　　　　尾骨
髋关节

耻骨联合关节

◆　图 9–1　骨盆结构示意图

2. 骨盆关节

骨盆的骨与骨之间是通过关节相连的，髂骨与骶骨之间以 "L" 形的耳状面形成骶髂关节（左、右各一个），左右呼应组成楔形结构，属微动关节。两侧耻骨联合面借助纤维软骨构成耻骨联合关节，骶骨与尾骨之间构成骶尾关节，骶骨与第 5 腰椎之间为腰骶关节，两侧髋骨与股骨之间形成髋关节。在各关节之间有肌肉和韧带附着，以增加局部的应力，提高骨盆环的稳定性和承重能力。

3. "大骨盆" 与 "小骨盆"

骨盆可由骶骨岬向两侧髂骨翼、髂骨弓状线、髂耻隆起、耻骨梳、耻骨结节、耻骨嵴、耻骨联合上缘的连线构成的环形界限，将骨盆分为上方的大骨盆和下方的小骨盆。大骨盆又称假骨盆，宽且浅，内有部分腹腔脏器；小骨盆又称真骨盆，内有盆腔脏器如膀胱、子宫、直肠。小骨盆的下口由尾骨尖与左右两侧的骶结节韧带、坐骨结节、坐骨支、耻骨下支、耻骨联合下缘构成，小骨盆上下口之间称为盆腔（图9-2）。

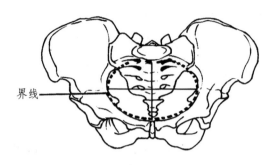

界线

◆ 图 9-2　大骨盆与小骨盆

分娩时，人们常说的胎儿"入盆"了，指的是胎儿的先露部进入了小骨盆，也就是胎儿进入骨盆腔的骨性通道。

孕期对骨盆的影响有哪些？

许多女性产后身材走样且伴有疼痛不适，常常感到苦不堪言！你知道吗？这可能与怀孕、分娩过程及产后的不良生活行为有着密切的关系。

1.女性怀孕后，激素水平发生改变，尤其是松弛素的分泌使得支持骨盆的肌肉和韧带变得松弛，骨盆腔因此也最大限度地向外扩张，骨盆关节变得更加灵活，耻骨联合关节及骶髂关节呈生理性打开。这种生理变化是有利于胎儿进入盆腔和产道而顺利分娩的（图9-3）。

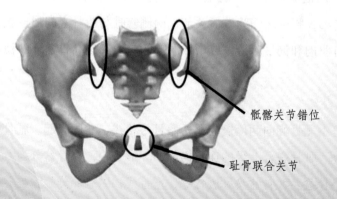

骶髂关节错位

耻骨联合关节

◆ 图 9-3　耻骨联合关节和骶髂关节生理性打开

2. 孕期子宫为容纳成长中的胎儿发生了极度的扩张，腹部逐渐增大并向前凸出，使身体的重力轴前移，腰椎曲度变大，骨盆前倾。有研究表明，腰椎前突和骨盆倾斜有显著的相关性。

3. 由于孕前和孕早期缺乏运动，孕妇的呼吸模式异常、肌力不足，核心稳定性差，孕期极易发生腹直肌分离。此时孕妇的腹部肌肉薄弱松弛，为维持身体力线，迫使腰背部肌肉筋膜过度承力，腰曲增大，加重了骨盆倾斜。

女性分娩过程对骨盆造成哪些影响？

1. 在分娩过程中，随着胎儿头部逐渐下降并通过产道，产道被生理性撑开并拉长，女性盆底会阴形态发生了较大的形变，很容易造成盆底肌筋膜损伤，破坏骨盆的张拉结构和生物力学。

2. 产程中胎儿通过产道及助产过程对骨盆产生了较大的冲击，尤其是急产或机械性损伤，容易造成耻骨联合分离或错位、骶髂关节错位、尾骨外翘等问题的发生。

产后日常行为习惯对骨盆有哪些影响？

如前面所述，由于孕期生物力线和激素水平的改变，以及分娩过程的影响，女性在产后可能会存在骨盆前倾、耻骨联合分离、骶髂关节错位等异常模式。由于产后早期激素水平还没有完全恢复，盆底肌筋膜与骨盆周围的肌肉、韧带、关节等仍处于相对松弛状态。此时，产妇如果不注意科学管理自己的日常行为习惯，就会加重骨盆结构和功能异常，甚至引发疼痛（图9-4）。不恰当或错误的姿势行为常见以下几种情况：

1. 哺喂婴儿是"坐月子"期间不可避免的行为，且长时间维持一个体位，如姿势不当会加重骨盆的倾斜或旋移。

2. 错误的抱娃姿势对产妇的体态危害极大。女性在产后早期，腹部松弛无力，躯干核心稳定控制能力较差，抱娃时会向前方顶起骨盆和肚子，让宝宝趴坐在自己的肚子上，再加上单侧上肢和骨盆过度发力，均是诱发骨盆倾斜的重要因素。

3. 斜靠在沙发上哄逗婴儿、看手机，会导致骨盆旋移、尾骨内扣，一定要杜绝"葛优躺"。

4. 产后过早活动，活动强度过大或运动方式错误，都会加重盆底和骨盆的损伤。

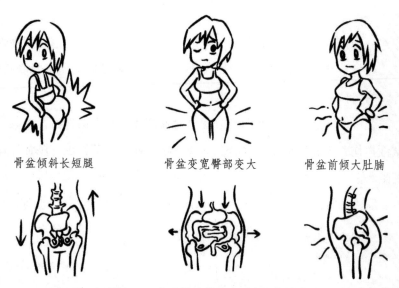

骨盆倾斜长短腿　　　　骨盆变宽臀部变大　　　　骨盆前倾大肚腩

◆ 图 9-4　产后常见的骨盆形态异常模式

产后骨盆不正会引起哪些问题？

1. 体态异常

当骨盆倾斜或旋转时，人体的生物力线会发生改变，尤其是产妇抱娃、喂奶等长时间处于错误的代偿性姿势和运动，极易形成大肚腩、假胯宽、脊柱侧弯、高低肩、长短腿等异常体态。

2. 疼痛

疼痛与体态异常密切相关。产后早期由于激素水平还没有恢复，日常生活中错误的、不良的生活行为，使盆底和骨盆周围的肌肉、韧带、关节甚至脊柱出现损伤，最终引发疼痛，如产后腰痛、骶髂疼痛、骶尾疼痛、耻骨联合痛或代偿性头痛、肩颈痛、膝痛、足跟痛等。

3. 生殖系统问题

女性盆腔内有子宫、膀胱、直肠等器官，骨盆就是保护盆腔器官的天然屏障。骨盆一旦发生倾斜旋移，盆腔脏器的空间位置、律动、功能就会受到影响，盆底肌筋膜张力失衡，继而引发盆腔脏器的功能障碍。

常见的产后腰痛一定是骨盆不正惹的祸吗？

产后腰痛是指女性在产褥期发生的以下背部、腰部和骶髂关节周围的疼痛为主要表现的一种常见症状，可伴有腰部活动受限，腰椎生理曲度改变，腰背部肌肉紧张，下肢的放射性疼痛或骶尾部疼痛等。引发产后腰痛的原因很多，其中骨盆不正只是其中重要的诱因之一。

1. 产后腰痛的诱因

（1）孕期身体重力轴前移。随着胎儿的生长发育，腹部逐渐增大前凸，使身体的重力轴前移，腰椎曲度变大，骨盆前倾，腰背部肌肉负荷增加。但多数人在产后会有不同程度的缓解，只有少部分产妇会因腰背部肌肉筋膜的过度使用而出现紧张痉挛并引发疼痛。

（2）孕前和孕早期缺乏运动。孕期呼吸受限，躯干核心不稳，导致孕后期腰椎骨盆处于失稳状态而引发腰痛，正所谓"跟基不稳，地动山摇"！

（3）腹直肌分离。孕后期几乎100%的孕妇都存在不同程度的腹直肌分离，再加上孕期松弛素的作用，腹部肌肉、骨盆关节韧带处于松弛状态。生产之后腹直肌分离仍持续存在，腹部松弛无力，骨盆前倾，迫使腰背部肌肉筋膜过度承力而导致产后腰疼（图 9-5）。

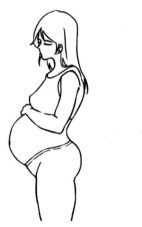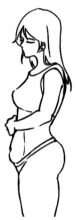

◆ 图 9-5　孕期身体重力轴前移，产后骨盆前倾

（4）不良的生活行为习惯。如产后久坐喂奶或错误的抱娃姿势，导致臀肌和腹肌松弛无力，出现劳损性腰痛。

（5）产后身体多为气血双亏，体质虚弱，激素水平还没有恢复正常，过早、过多的劳作易引发腰痛。

（6）一些职业女性在产后过早穿高跟鞋，使身体重心前移，骨盆前倾，髂腰肌代偿性紧张，可导致腰酸背痛。

可见，产后腰痛与骨盆因素相关，但大多与肌肉筋膜等软组织和人体生物力学等问题相关，绝对不可带有偏见的完全让骨盆来背腰痛这个"黑锅"。

2. 产后腰痛的改善

产后出现腰痛一定要科学评估和积极治疗，准确查找并消除诱发因素，寻求康复专科评估和医学检查，排除器质性疾病后科学康复。

（1）加强运动训练，增强核心肌群的稳定控制，以提升脊柱的稳定性。

（2）徒手治疗，如肌筋膜松解、肌肉激活、腹直肌分离修复、内脏复位、整脊、骨盆矫正等。

（3）呼吸调理，建立正确的呼吸模式。

（4）物理因子治疗，如低频、中频、超短波等，起到消炎镇痛的作用。

（5）传统中医疗法，如针灸、推拿、艾灸等，以补气血、益肾经、强筋骨，达到活血化瘀、通络止痛的作用。

（6）健康教育，加强日常生活行为管理。

如何辨别骨盆的倾斜与旋转？

（一）骨盆前倾

1. 骨盆前倾的表现

正常情况下人体的最佳理想体态从矢状面来看，耳垂、肩峰、股骨大转子、外踝均在一条直线上（图9-6）。骨盆前倾，顾名思义就是骨盆向前倾斜，髂前上棘在冠状面上比耻骨联合更靠前。通常表现为腹部和臀部肌肉无力，髂腰肌和竖脊肌紧张，腹部和腰椎前凸，臀部后翘（图9-7）。

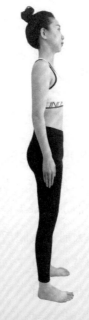
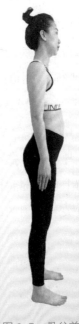

◆ 图9-6　骨盆中立位　　◆ 图9-7　骨盆前倾图

2. 骨盆前倾的原因

（1）孕期腹部逐渐增大向前凸出，使身体的重力轴前移，腰椎曲度变大，易形成孕期骨盆前倾。

（2）产后腹部松弛无力（或腹直肌分离），臀肌无力，而腰背部肌肉筋膜和髂腰肌紧张短缩，导致产后骨盆前倾，形成典型的下交叉体态。

（3）长期伏案工作的女性，由于坐位时间较长，髂腰肌短缩紧张。

（4）喜欢穿高跟鞋的女性，由于重心前移，造成"前挺后撅"的"伪翘臀"，表现为骨盆前倾姿态。

3. 骨盆前倾的危害

（1）骨盆前倾会使腰椎前突，腰椎负荷增加，增加前纵韧带的压力，使椎间盘后侧空间狭小而受到压迫。在运动时，身体负荷的重量无法得到正常的缓冲，会进一步增加腰椎负荷造成椎间盘损伤及部分肌肉过度代偿，引发一系列下背痛问题。

（2）按照关节运动肌肉链来看，骨盆前倾还会引发股骨和胫骨的内旋，影响体态美观，如 X 形腿、假胯宽等。

（3）长期的骨盆前倾，不仅影响产后盆底肌损伤的自我修复进程，还有可能加重盆底肌损伤，造成盆底功能障碍性疾病的发生，如压力性尿失禁、排便无力、性功能障碍、阴道前壁膨出等问题。

（二）骨盆后倾

1. 骨盆后倾的表现

骨盆后倾主要指骨盆位置出现一定角度的向后倾斜，髂前上棘在冠状面上比耻骨联合更靠后方。通常表现为骨盆关节受力的改变及周围肌肉力量失衡，发生肌肉功能代偿，如下腹部肌群、臀大肌和大腿后侧肌群处于短缩状态，大腿前侧肌群与腰背肌群处于拉长状态，屈髋肌群受到抑制，腰椎弧度变小，臀部扁平下垂体态，继而诱发疼痛不适或盆底功能障碍性疾病的发生（图 9-8）。

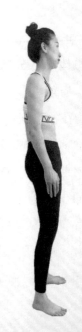

◆ 图 9-8　骨盆后倾

2. 骨盆后倾的原因

造成骨盆后倾的原因大多受到后天因素的影响，极少数人是先天结构改变。在产后早期，骨盆周围的肌肉、关节、韧带尚处于松弛状态，有些产妇对自身产后的健康管理缺乏认知，常因不良生活习惯如随意斜靠床头、久坐沙发

（"葛优躺"）、运动方式不恰当、训练过度、运动不足等行为导致骨盆后倾，因此进行科学的生活行为管理至关重要。

3. 骨盆后倾的危害

（1）使腰椎的生理曲度相对变直，腰椎吸震能力降低，易导致腰椎间盘损伤。

（2）长期骨盆后倾会引起腰骶部应力增加，引起腰背部酸痛，易引发腰椎退行性改变，导致腰椎间盘突出症、腰椎管狭窄、腰三横突综合征等问题。

（3）骨盆后倾导致腹腔变形，易影响消化功能。

（4）骨盆后倾会导致盆腔内脏器位置异常，从而影响盆腔脏器的功能。

（5）由于骨盆后倾导致膝关节代偿性屈曲，长期屈曲会诱发膝关节周围韧带损伤，造成膝关节疼痛、肿胀或变形，继发性导致膝、踝关节功能障碍。

（三）骨盆侧倾

如果一侧髂嵴高于另一侧，表明骨盆在额状面侧倾。

骨盆侧倾的原因可能是一侧腰方肌或背阔肌紧张造成的，通过影像学检查或腿部长度测试可以排除长短腿导致的侧倾。无论如何，骨盆侧倾往往首先引起一侧腿功能性缩短，随后发生肌肉失衡。导致一侧腿缩短的肌肉包括髋内收肌、髂腰肌和腰方肌，同侧背阔肌缩短也会将骨盆向上提，从而导致功能性缩短，梨状肌缩短也会导致腿功能性变长（图9-9）。

（四）骨盆旋转

骨盆旋转表现为一侧髂前上棘相较于另一侧距离肚脐和耻骨联合更近或更远一些（图9-10）。

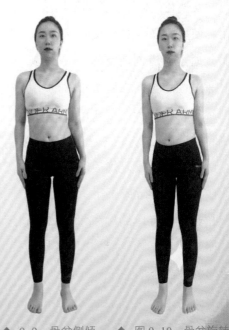

◆ 9-9　骨盆侧倾　　◆ 图9-10　骨盆旋转

从运动表现来看，前旋一侧的髋关节内旋角度要大于外旋角度。长期的骨盆旋转会加重肌肉筋膜螺旋线的失衡，导致脊柱产生代偿，影响呼吸、核心稳定、内脏律动，产生腰痛不适、下肢循环不良等症状。

不过不必忧虑，产后早期科学的自我管理大多数是可以自行修复的，若有严重的骨盆倾斜或疼痛问题，需要到正规医院寻求专业的康复评估和个性化治疗。

什么是耻骨联合分离？

1. 耻骨联合在孕产期的变化

耻骨联合是由两侧耻骨联合面借纤维软骨连接而成。正常耻骨联合间隙为 4～5mm，其上下前后都有韧带固定，属于微动关节，可发生微小的移位和旋转。

女性在妊娠期，受到孕期激素水平变化的影响，再加上增大的子宫重力作用，使耻骨联合关节及韧带松弛，耻骨联合间隙可生理性增宽 2～3mm，为胎儿通过产道创造空间，或分娩时一过性增宽，均属于正常的生理现象，多数产妇可在产后自行修复。

如果孕期或分娩后耻骨联合间隙超过 10mm 或上下、前后错位扭转，伴有局部疼痛和下肢抬举困难等功能障碍时，即可判定为耻骨联合分离（图 9-11）。

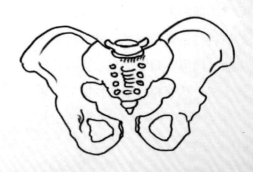

◆ 图 9-11　耻骨联合分离

2. 孕产期耻骨联合分离的诱发因素

（1）妊娠期激素的影响是最常见的原因，如松弛素、黄体酮可以分解韧带中的胶原蛋白，导致骨盆韧带松弛和软化。

（2）分娩时产妇体位不当，如下肢过度外展外旋。

（3）分娩时用力过猛，产妇过分躁动而损伤耻骨周围韧带。

（4）骨盆狭窄、巨大儿、头盆不称、胎先露异常。

（5）难产、急产、产钳助产或阴道助产中不恰当的强力牵拉。

（6）先天性耻骨联合构造薄弱或病理性解剖关系变异。

3. 耻骨联合分离的表现

（1）孕期：多发生于孕中晚期，孕妇自觉耻骨联合处钝痛，症状逐渐加重，孕晚期发展到大腿内侧酸痛，变换体位时疼痛明显加重，翻身困难、不能下床，尤其行走、上下台阶、单脚站穿裤子时疼痛更加明显。

（2）产时：分娩过程中用力过于猛烈，突然出现耻骨联合处剧痛。

（3）产后：以耻骨联合处局部疼痛为主，表现为局部拒按，严重者两下肢外展疼痛，起坐、翻身困难，尤其步行、上下楼梯、单腿站立时疼痛加重，部分患者会伴有腰背部、腹股沟区域、骶髂关节疼痛等问题。

（4）触诊：可触及增宽的耻骨联合间隙或上下、前后方向错位，耻骨联合局限性疼痛或压痛、叩击痛。

（5）常见的特征性症状：鸭步样走路姿态，特殊检查如骨盆挤压试验阳性、骨盆分离试验阳性、FABER 测试时耻骨联合处疼痛。

（6）骨盆 X 线检查：显示耻骨联合间隙 ≥ 10mm。

什么是骶尾关节错位？

尾骨位于骶骨尖的下方，构成脊柱最尾端。由第 5 骶椎体与第 1 尾椎体借纤维性椎间盘构成骶尾关节，前后有 25°～ 30°的活动范围。产后出现骶尾关节错位往往与孕期激素水平变化、分娩时产道扩张、产后不良行为和直接创伤等因素有关。

1. 骶尾关节错位的原因

（1）孕晚期时，在松弛素的作用下，骨盆关节韧带松弛，使骶尾关节活动范围增大。然而大多数孕妇在孕期时喜欢左侧卧位，长时间的一侧卧姿可引起尾骨生理弧度改变，附着在尾骨周围的肌肉韧带发生失衡挛缩，导致尾骨不稳定或偏移。

（2）分娩过程中，胎儿通过骨盆出口时，产道在短时间内快速撑开，瞬间将尾骨推向后方，造成尾骨向外扩张移位。

（3）产后长时间半坐位（"葛优躺"）及侧身喂奶等原因，造成尾骨生物力学的改变，极易导致尾骨内扣或侧移。

（4）长期单侧负重，如喜欢一侧腿负重站立或跷二郎腿，就会出现尾骨的一侧肌肉紧张一侧肌肉松弛，可以想象一下拔河比赛，紧张一侧就会将尾骨拉向自己，导致尾骨偏移。

（5）直接创伤。如不慎滑倒时，屁股直接摔坐在地上，或尾骨受到外物撞击，或骑马，均可造成尾骨移位或骶尾关节错位或脱位。

2. 骶尾关节错位的危害

人体骨盆周围的许多肌肉都附着于尾骨，当尾骨出现侧移、内扣或外翘时，可能会引发局部的刺痛，入座或久坐后刺痛加重，严重者在平卧或排便时明显刺痛。

由于尾骨上有许多肌肉和韧带附着，尾骨移位者的盆底肌筋膜张拉结构出现异常，进而引发盆底功能障碍性疾病，如漏尿、便秘、性交痛等问题，也可继发腰骶痛、膝关节疼痛等症状。

如何进行骨盆的专科检查与康复评估？

在临床康复中，通常从矢状面、冠状面和水平面来观察骨盆的变化，包括骨盆前倾、后倾、侧倾、旋转、耻骨联合分离、骶髂关节错位、尾骨外翻或内扣等异常模式。

1. 视诊

（1）观察姿势和步态是否正常，是否有过度的腰椎前突。

（2）站立时重力是否平均分布于双下肢，是否有骨盆的倾斜，两侧髂嵴是否等高，两脚是否均朝向前方，角度是否对称。

（3）两侧臀肌饱满度、双侧臀横纹、双侧腘横纹是否对称。

2. 触诊

（1）触诊两侧髂嵴、股骨大转子是否等高。

（2）触诊两侧髂前上棘，距离身体正中线、距离头侧、距离天花板（三个维度）是否相等，耻骨联合间隙是否增宽。再用同样方法触诊两侧髂后上棘、坐骨结节是否对称，检查两侧内踝是否等高。

（3）触诊膈肌、腹肌、腰背肌、臀肌及双下肢肌肉的张力和弹性等。

（4）靠墙站立评估骨盆。靠墙站立位，头、背部和臀部都贴住墙面，检查者将手掌放到腰椎和墙面之间的空隙处。如果正好插入手掌，表明骨盆位置正常；如果空隙大于一拳，提示骨盆前倾；小于一掌，提示骨盆后倾（图 9–12）。

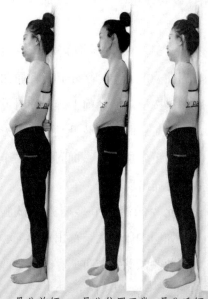

骨盆前倾　　骨盆位置正常　　骨盆后倾

◆ 图 9–12　靠墙站立评估骨盆

3. 特殊检查

（1）*FABER* 试验（"4"字试验）：患者仰卧位，检查者将患者一侧髋关节屈曲、外展、外旋，将脚搭在另一侧大腿上远端，在与对侧骨盆（固定对侧髂前上棘）保持平衡的情况下，向屈曲侧膝关节施加一个缓慢平稳增大的压力，逐渐增大髋关节的屈曲、外展、外旋角度。

如果在此过程中出现阻力（主要是髋关节），骶髂关节后部出现疼痛，则表明骶髂关节很可能存在病理改变和 / 或功能障碍，如耻骨联合处出现疼痛，则考虑耻骨联合关节出现功能障碍（图 9-13）。

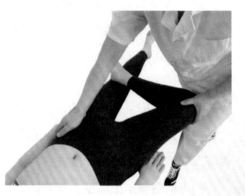

◆ 图 9-13　FABER 试验

判定标准：若出现疼痛则为阳性。

（2）*Thigh Thrust* 试验（骶髂关节挤压试验）：患者仰卧位，一侧下肢屈曲 90°，检查者站于患者屈曲下肢侧，按压对侧髂前上棘处使骨盆固定，再对屈曲侧下肢沿股骨长轴方向垂直向下施加压力，询问骶髂关节是否有疼痛出现。

此为骶髂关节疼痛激惹试验之一，如同侧骶髂关节部出现疼痛，则表明此侧骶髂关节可能存在病理改变和 / 或功能障碍（图 9-14）。

判定标准：若出现疼痛则为阳性。

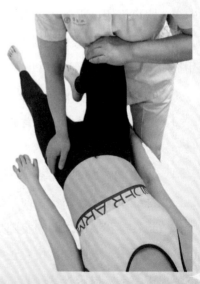

◆ 图 9-14　骶髂关节挤压试验

（3）Gaenslen 试验（床边试验）：以检查右侧为例。患者取仰卧位，靠近床沿右侧。检查者按压住屈曲的左侧下肢，使膝关节尽量靠近胸部并施加压力，此时左侧髋骨向后旋转，这一特定动作具有锁住骶髂关节的作用。再将右侧下肢在床边自然下垂，向下施加压力使髋后伸（图 9-15）。

判定标准：若骶髂关节出现疼痛，Gaenslen 试验为阳性，提示骶髂关节有病变；若大腿抬高，髋关节呈屈曲模式，提示腰大肌紧张。

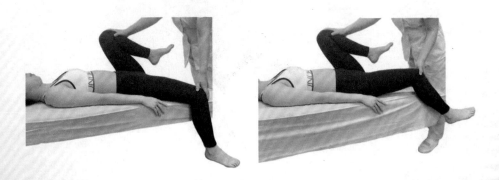

◆　图 9-15　Gaenslen 试验

（4）骨盆挤压试验：患者侧卧位，背对检查者，双膝间垫软枕以放松。检查者双手放在患者上方股骨大转子和髂骨翼之间部位，逐步施加向下的压力，询问骶髂关节、耻骨联合是否有疼痛表现（图 9-16）。

判定标准：若出现疼痛则为阳性。

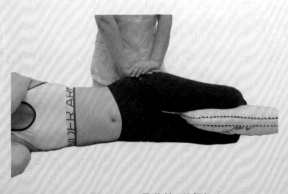

◆　图 9-16　骨盆挤压试验

（5）骨盆分离试验：患者仰卧位，双膝下垫软枕支撑。检查者双上肢交叉，双肘伸直，将双手分别放置于两侧髂前上棘处，两手同时向外推按髂骨翼，意图向两侧分开，同时记录耻骨联合和骶髂关节疼痛表现（图 9-17）。

判定标准：出现疼痛则为阳性。

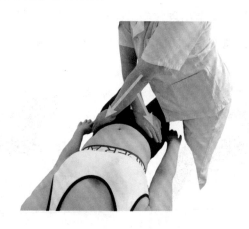

◆ 图 9-17 骨盆分离试验

产后做骨盆修复有哪些益处？

无论骨盆倾斜或旋转都会导致产妇骨盆结构和功能的障碍，给产后女性带来一定的困扰或痛苦，因此从健康角度、形体美观、家庭和谐等各个方面来看，产后尽早进行科学恰当的骨盆修复是非常有益的。

1. 平衡腰、腹、臀等部位肌肉的力量与张力，缓解产后腰背疼痛和盆底疼痛。

2. 减轻盆腹腔肌筋膜紧张，改善局部血液供应和神经支配（骶丛、腰丛）。

3. 调整骨盆倾斜与旋转，恢复脊柱正常的生理曲度，增加脊柱稳定性。

4. 恢复并保持形体美观，减轻大肚腩、假胯宽、伪翘臀及臀部变平等异常体态，有助于树立产后女性的自信心。

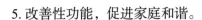

5. 改善性功能，促进家庭和谐。

6. 利于盆腹腔脏器功能恢复，改善漏尿、便秘等症状。

产后骨盆修复的日常行为管理有哪些？

1. 注意情绪管理，保持愉悦的心情。

2. 合理膳食搭配，保证营养供应，特别是钙质的摄入。

3. 加强"坐月子"期间体重管理，避免增重过多而增加腰椎负担。

4. 避免劳累，合理安排休息和科学运动。

5. 保证充足的睡眠，尽量采取侧卧位睡姿，可在两膝之间垫一软枕，左右交替侧卧。

6. 避免不良坐姿、站姿，避免长时间处于同一姿势。不宜坐低于 20cm 的矮凳，不要跷二郎腿，拒绝"葛优躺"，坐有靠背的椅子，把骨盆端正，腰部挺直，并在腰部垫一个软垫，让腰背部相对处于放松状态。

7. 哺乳姿势的科学管理，避免同一个姿势下喂奶时间过长（详见第十二篇）。

8. 必要时在专业人士指导下使用腰带，对腰腹部起到稳定支撑的作用。但如果使用不合理，会影响血液循环、呼吸、消化功能，还可诱发盆腔脏器脱垂等问题，因此不可长时间使用，也不能系得太紧，休息时要及时取下。

耻骨联合分离如何治疗？

（一）耻骨联合分离治疗方案的制定

1. 保守治疗 针对轻中度的耻骨联合分离（耻骨联合间隙 < 25mm），以保守治疗为主，常用治疗方案包括：

（1）卧床制动。

（2）使用骨盆带。

（3）低频电刺激治疗。

（4）悬吊运动治疗。

（5）徒手骨盆调整手法。

（6）呼吸训练。

（7）运动训练。

（8）中医推拿与针灸治疗。

（9）必要时使用镇痛药，积极介入心理干预。

2. 手术治疗　重建骨盆前环稳定性。

（二）Kegel 运动

盆底肌位于小骨盆下出口，当耻骨联合分离时，盆底肌会处于拉长、松弛无力的状态，所以进行盆底肌的强化训练有利于耻骨联合分离的修复。

当然除了治疗盆底肌以外，还要对骨盆周围肌肉进行松解（如腹肌、锥状肌、髂腰肌、臀肌、胸腰筋膜、内收肌、梨状肌、闭孔内肌等），以及加强肌肉的力量训练和运动控制。

（三）耻骨联合分离时需要注意的日常生活行为

1. 产后早期避免久坐久站。

2. 避免抬举和推拉重物。

3. 避免单腿站立行为，如穿脱裤子。

4. 避免跷二郎腿等不良行为。

5. 走路时步幅不要太大，小步挪动会减轻疼痛。

6. 在床上移动脚和臀部时尽量平行缓慢移动。

7. 侧睡时双腿之间放置一个软枕，并避免一腿前一腿后，疼痛剧烈者卧硬板床休息。

8. 尽量避免爬楼梯。

9.喂奶姿势要正确，避免引发骨盆旋转的姿势。

10.剧烈疼痛者，需用骨盆带固定，限制耻骨联合关节活动和受力。

11.急性期应留置尿管，限制起床大小便。

（四）科学使用骨盆带

耻骨联合分离出现剧烈疼痛者，需进行骨盆制动。使用骨盆带固定（是骨盆带而不是腹带）可限制耻骨联合关节活动和受力，加速软骨愈合，缓解疼痛。

产后常用宽 25 ～ 30cm 的双层弹力束带束缚骨盆，束带的松紧度以不影响下肢血液循环和骨盆承受为标准。弹性骨盆带固定的力点为两侧髋关节（股骨大转子），环体束缚骨盆，使用持续到症状与阳性体征消失，基本恢复正常为止。

如何纠正骶尾关节错位？

骶尾关节错位可通过体外和腔内（阴道或肛门）手法相结合来处理。

1. 体外手法　利用 FM 筋膜手法、内脏松弛术、能量技术等方法将骶尾骨周围、臀部、腰腹部和大腿内侧的肌肉和筋膜进行松解和激活，使骶尾骨周围肌肉筋膜恢复平衡状态，促进尾骨复位。

2. 腔内手法　即治疗人员用手指通过肛门或阴道内实施手法将尾骨复位。

（1）患者仰卧或俯卧位均可。操作者戴好无菌手套，将食指或中指探入患者阴道或肛门内，评估盆底肌的功能状态，是否存在两侧肌肉张力不对称，有无条索或结节。

（2）对于尾骨侧移者，先松解紧张侧的盆底肌肉韧带。实施松解手法后，尾骨的侧移应该已有明显的缓解。如仍不够理想，可刺激肌力较弱一侧的盆底肌收缩，注意控制收缩力度，忌过度收缩。

（3）对于尾骨内扣者，操作者用手指勾住尾骨，另一手固定腰骶部。先让患者吸气放松，再呼气，呼气的同时顺势将尾骨逐节向外牵拉，做 2 ～ 3 次。

（4）对于尾骨外翘者，操作者可以用内诊手法引导患者做盆底肌的主动收缩，通过附着于尾骨上肌肉的收缩力量将尾骨复位。

孕育过程对于女性的身心影响是巨大的，新妈妈们从生理到心理都会发生一系列的变化，尤其体型臃肿肥胖，肚皮松垮无力，甚至出现腹直肌分离等病理症状。然而，腹直肌分离将严重影响产后女性的生存质量，一定要引起高度重视并尽早康复干预，下面将为您解答关于腹直肌分离修复的一些常见问题。

您了解腹直肌的相关解剖结构吗？

当孕期或产后出现腹直肌分离状态时，通常与腹直肌、腹外斜肌、腹内斜肌、腹横肌及与这些肌肉相连接的腹白线和胸腰筋膜等结构和功能密切相关，因此，了解它们的解剖结构对腹直肌分离的修复具有重要意义。

（一）腹直肌

1. 解剖位置

腹直肌位于腹前壁正中线的两侧，包裹在腹直肌鞘中，呈现上宽下窄的外形，起自腹壁下方的耻骨联合和耻骨嵴，肌束向上止于剑突和第 5 ～ 7 肋软骨外面。与腹外斜肌、腹内斜肌、腹横肌共同形成牢固且富有弹性的腹壁肌群（图 10-1）。

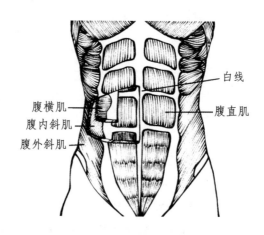

◆ 图 10-1　腹部肌肉解剖结构

2. 功能

（1）增加腹压，协助维持腹内压，协助分娩。

（2）上固定时，两侧同时收缩使骨盆后倾、脊柱前屈，下固定时，两侧同时收缩可降胸廓，一侧收缩时躯干同侧屈曲。

（二）腹外斜肌

1. 解剖位置

腹外斜肌位于腹部最浅层的肌肉，自第 5 ～ 12 肋间外侧向内下斜行至髂嵴前侧，前部移行为腱膜，参与腹直肌鞘的前层，形成腹白线。其腱膜分别形成腹直肌前鞘的前层、腹股沟浅环、反转韧带（Colles 韧带）、腹股沟韧带、腔隙韧带、耻骨梳韧带（Cooper 韧带）。

2. 功能

（1）增加腹压，协助维持腹内压，降肋助呼吸，协助分娩。

（2）两侧同时收缩前屈脊柱，一侧收缩时脊柱侧屈并向对侧回旋。

（三）腹内斜肌

1. 解剖位置

腹内斜肌位于腹外斜肌深面，自胸腰筋膜、髂嵴及腹股沟韧带外侧 1/2 向内上斜行至第 10 ～ 12 肋骨下缘、白线和耻骨梳，前部移行为腱膜，分前后两

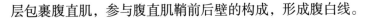

层包裹腹直肌，参与腹直肌鞘前后壁的构成，形成腹白线。

2. 功能

（1）增加腹压，协助维持腹内压，协助呼吸，协助分娩。

（2）两侧同时收缩前屈脊柱，一侧收缩时脊柱侧屈并向同侧回旋。

（四）腹横肌

1. 解剖位置

腹横肌位于腹壁的最深层，也是最薄的一块腹肌，自第 7 ～ 12 肋骨内面、胸腰筋膜、髂嵴和腹股沟韧带外侧 1/3，横向内行至白线、耻骨梳，参与腹直肌鞘后层，构成腹白线。腹横肌像一条宽阔的腹带，维持身体稳定和控制姿势。腹横肌、膈肌、多裂肌与盆底肌一起构成人体的核心肌群，是人体重要的内核心肌。

2. 功能

（1）增加腹压，协助脊柱前屈、侧屈、旋转，降肋，助呼气，协助咳嗽、排便及分娩等。

（2）收缩时腹腔内器官被向内推挤，维持横向稳定。

（五）腹白线

1. 解剖位置

腹白线位于腹部前正中线上，由两侧的腹外斜肌、腹内斜肌和腹横肌腱膜向内移行形成腹直肌鞘包绕腹直肌后，于腹正中线交织而成的白色纤维组织。上起剑突，下至耻骨联合和耻骨嵴，贯穿于脐。脐上白线间距稍宽为 1 ～ 2cm，脐下白线狭窄而坚固，仅有 1cm。

2. 功能

腹白线的宽窄反映两侧腹直肌之间的距离，其薄厚弹性反映腹白线的功能状态。

（六）胸腰筋膜

1. 解剖位置

胸腰筋膜位于腰部正后方的菱形区域，包括浅、中、深三层（图 10-2）。

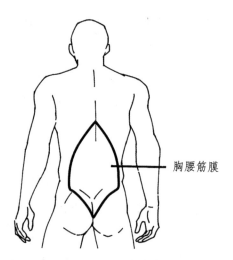

胸腰筋膜

◆ 图 10-2　菱形区域为胸腰筋膜

（1）浅层：位于背阔肌、下后锯肌和竖脊肌之间，起于腰椎的棘突和棘上韧带，止于背阔肌和下后锯肌的腱性起点。

（2）中层：位于竖脊肌的深面，起于腰椎横突尖，向外包裹竖脊肌至竖脊肌的外侧缘与浅层筋膜会合后，再与深层筋膜会合成腹横肌腱膜，向上自第 12 肋，向下自髂嵴。

（3）深层：是腰方肌的筋膜，最弱，起于腰椎横突的前面和椎体外侧缘，覆盖腰方肌的前面，向外与中层、浅层会合成腹横肌腱膜。

这三层筋膜包绕竖脊肌和腰方肌后，在腰方肌的外侧缘移行为腹横肌和腹内斜肌的腱性起点，如果胸腰筋膜紧张对腹横肌和腹内斜肌造成横向拉伸，易发生腹直肌分离。

2. 功能

（1）包裹竖脊肌和腰方肌，具有保护肌肉组织的作用。

（2）竖脊肌、腹部肌肉收缩带动脊柱运动时，胸腰筋膜发挥着重要桥梁作用，传导肌肉的力量到骨骼引起脊柱的运动，即提供了肌肉收缩时的方向控制。

（3）限制脊柱过度活动。和脊柱侧屈运动方向同侧的筋膜起到动与静转换控制功能，而对侧的筋膜起到了限制脊柱过度侧屈的功能。

由此可见，腹直肌和腹白线的功能状态与腹部、腰部肌群及膈肌、盆底肌的功能状态密切相关。

什么是腹直肌分离？

腹直肌分离（diastasis rectus abdominis，DRA）是指左右两侧的腹直肌从腹白线处向两侧分离超出正常的生理范围。女性在怀孕期间，随着孕妇腹部的增大，腹壁向两侧扩张延伸，腹白线也被向两侧拉伸变薄，使原本平行并列的两条腹直肌出现分离状态，在怀孕后期几乎 100% 的孕妇腹直肌都处于分离状态。

腹直肌分离的程度和位置存在个体差异，常见以下 4 种类型，分别是完全分离型、脐下分离型、脐上分离型及脐环分离型（图 10-3）。

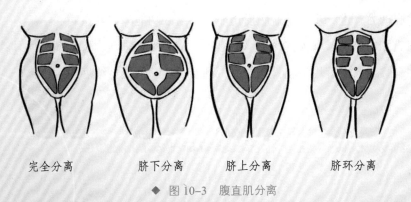

| 完全分离 | 脐下分离 | 脐上分离 | 脐环分离 |

◆ 图 10-3 腹直肌分离

当发生腹直肌分离后，产妇的前腹壁强度下降，腹部松弛膨隆，严重者会发生腹壁疝，身体姿态改变，可致腰背疼痛。常有人说："我生完孩子半年了，怎么还像是怀孕 8 个月的孕妇。"或者"生完孩子后，我的肚皮像套上了游泳圈"，"我的肚脐有东西凸出来，感觉看到了肠子在蠕动"等。

腹直肌分离在孕期和产后女性群体中较为常见。通常出现在怀孕 4～6 个月期间，怀孕 7～9 个月时发生率最高，在产后 1 天至 8 周内逐渐自行恢复到最大程度，之后为恢复平台期。研究表明，产妇在生产后 6 周时腹直肌分离的发生率约为 60.0%，6 个月时发生率约为 45.4%，一年时发生率约为 32.6%。也就是说，生产一年后仍有 1/3 的人存在腹直肌分离的情况。

腹直肌分离会给女性带来哪些危害？

产妇发生腹直肌分离后，腹壁处于松弛无力状态，导致盆腹动力学机制异常，严重影响产后子宫复旧与盆底功能的修复。所以，如果产后发生了腹直肌分离，一定要排查是否伴有盆底功能障碍问题，如压力性尿失禁、尿频尿急、便秘或排便无力、性功能障碍、盆腹腔脏器移位等，并将盆底功能康复与腹直肌分离修复同步进行，会取得事半功倍的效果。

腹肌无力常导致呼吸模式异常，膈肌和盆底肌运动控制失调，无法建立良好的盆腹动力，进一步加重盆底损伤而引发盆底功能障碍性疾病。

腹直肌分离还会影响脊柱生物力学，造成骨盆前倾、腰椎前凸等体态异常，伴有腰痛、下背痛、耻骨联合痛，甚至骶髂关节处持续疼痛。

腹直肌分离有哪些诱发因素和异常表现？

1. 诱发因素

（1）机械性拉力：女性怀孕期间，随着胎儿不断地生长发育，腹壁随之扩张，腹白线被拉伸变薄，弹性下降，就犹如弹簧被过度拉伸后变得松弛一样，腹壁受到长期的机械性拉力作用，尤其是胎儿过大、羊水过多者，更易出现腹直肌向两侧分离的现象。

（2）激素水平：由于孕产期激素水平的改变，导致腹壁组织弹性变弱。

（3）运动：孕前及孕期运动量较少，肌纤维含量低，或孕前腹肌就存在薄弱无力、肌肉筋膜弹性差等情况。

（4）体重：孕期体重增长过快，腹部脂肪含量增多，使腹直肌分离的发生率增高。

（5）年龄：孕妇年龄越大，肌纤维、胶原蛋白含量会相对减少，自我修复能力就会减弱。

（6）骨盆前倾：随着孕期腹部的增大，孕妇身体重力轴前移，骨盆前倾，使腹肌进一步被拉长。

（7）剖宫产：剖宫产过程中对腹白线造成物理性损伤，影响产后腹直肌的恢复。

（8）产次：多次孕产后，腹部肌纤维多次断裂损伤，腹直肌分离会更加难以恢复，所以第1次孕产后应尽早进行腹直肌分离的修复。

2. 异常表现

（1）"大肚腩"：常因腹壁松弛膨隆，腹腔内的脏器前突，伴有脂肪堆积，表现为腹部臃肿肥胖，体态难以恢复（图10-4）。

（2）做仰卧抬头动作时，可触及两侧腹直肌之间有纵向的、凹陷的"深沟"存在。

（3）仰卧抬头起身时腹部中间呈穿顶样突起，严重者在肚脐处会出现高尔夫球大小的突起（可能出现脐疝）。

（4）常伴有腰痛、耻骨联合痛，甚至骶髂关节处持续疼痛。

（5）可能伴有尿失禁、便秘、盆腔脏器脱垂或性功能障碍等盆底功能障碍性疾病。

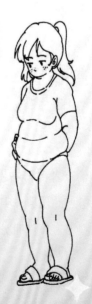

◆ 图10-4　腹直肌分离后表现为
"大肚腩"体态

如何评估和诊断腹直肌分离?

腹直肌分离的评估方法较多,临床上常见的方式有指测法、尺测法和影像成像技术测量(超声、CT、MRI 等)。

(一)指测法

1. 仰卧位,双下肢屈曲,双脚平放于床面,手臂放在身体两侧。

2. 检查者站在产妇的右侧,分别检查静态和动态时腹直肌间隙距离。检查者将右手食指和中指左右放置在产妇脐环处,分别向两侧触及腹直肌内侧边缘,判断产妇静态脐环处腹直肌间隙的宽度;再让产妇将头和肩胛骨上缘抬离床面,判断产妇动态脐环处腹直肌间隙的宽度(图 10-5)。

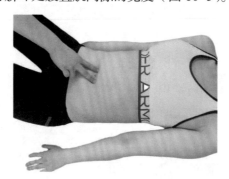

◆ 图 10-5 腹直肌分离指测法

3. 检查者再将右手食指和中指分别放置在脐与剑突连线中点、脐与耻骨联合连线中点的位置,判断脐上、脐下在静态和动态时腹直肌间隙的宽度,当＞2 指宽可判定为腹直肌分离。

(二)尺测法

将指测改为使用专业测量尺来测量腹直肌分离程度,具体体位、测量点和方法同指测法,计量单位为厘米(cm)(图 10-6)。脐环 ≥ 2.7cm、脐上 ≥ 2.0cm、脐下 ≥ 2.0cm 时可判定为腹直肌分离症。

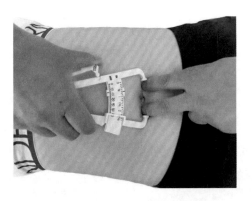

◆ 图 10-6　腹直肌分离尺测法

（三）超声检查

超声检查结果客观量化，被认为是评估腹直肌分离的金标准。CT 和 MRI 同样也可应用在腹壁检查当中，但费用较高，且 CT 会使患者暴露在辐射中，尤其是哺乳的产妇不易接受。因此，在临床工作中主要以指测和尺测评估为主。

产后多久可以进行腹直肌分离修复？

对于大多数女性来说，通常在产后 1 天至 8 周内被拉伸的腹直肌和腹白线会自行恢复到最大限度，在产后 6 个月内完全恢复，但仍有约 1/3 的女性不能自行恢复。如果到产后 6 个月时腹直肌仍然处于分离状态，就极可能患上了产后腹直肌分离症，因此产后应尽早进行腹直肌分离的康复治疗，康复介入时间会因分娩方式不同而有所区别。

1. 顺产

只要产后恶露干净，无子宫脱垂现象，盆腹腔无积液炎症，就可以进行修复治疗，一般在产后 42 天以后，而在科学指导下可提前在产后 20 ～ 25 天即可开始。

2. 剖宫产

剖宫产者需要待伤口完全愈合后，没有任何红肿、瘙痒、疼痛现象，才可以进行腹直肌分离的修复，但是科学的呼吸训练和低强度的运动训练应尽早开始。

即使错过了产后 6 个月内恢复的黄金时期也不要惋惜，为避免腹直肌分离带来的远期不良影响，请立刻行动起来吧，科学和持之以恒的康复训练是腹肌功能恢复的最佳途径。

腹直肌分离的康复治疗方法有哪些？

腹直肌分离的康复治疗分为手术治疗和非手术治疗两种。

1. 非手术治疗

非手术治疗即保守治疗，为腹直肌分离的首选治疗方法，包括神经肌肉电刺激、徒手肌筋膜手法、呼吸训练、运动训练及中医推拿等方法。

（1）神经肌肉电刺激（NMES）治疗：NMES 是通过电流刺激使腹部肌肉被动收缩，以增强肌肉力量，加速血液循环，刺激生成胶原蛋白，缓解腰背部肌肉紧张，达到放松镇痛的目的。同时具有促进新陈代谢，减少产后脂肪堆积，增加受损肌肉本体感觉输入，激发肌肉活性，恢复腹部皮肤、肌肉、筋膜弹性和紧张度的作用。

尽量在产后早期开始介入电刺激治疗，30 分钟 / 次，平均 3 次 / 周，10 次 / 疗程。电流刺激强度以引起肌肉轻微震颤，有舒适的麻刺感为宜，切不可引起疼痛。

（2）徒手肌筋膜手法：主要是利用 FM 筋膜手法和肌肉能量技术，松解和激活膈肌、腹肌、胸腰筋膜及骨盆周围、下肢的肌群，平衡这些肌肉筋膜的结构和功能。

（3）建立正确呼吸模式：当产妇腹直肌分离后出现错误的呼吸模式，辅助呼吸肌长时间的代偿会导致圆肩驼背，过早出现"大妈式"体态，因此建立正确的呼吸模式是恢复核心稳定和体态调整的重要环节。

（4）运动训练：主要针对腹肌进行等长收缩训练，以强化腹部肌肉力量和运动控制。另外，需加强臀肌力量训练，并对腰背部及屈髋肌群进行拉伸放松。

2. 手术治疗

当腹直肌分离 ≥ 6cm 时，通过保守治疗纠正效果不佳，则需要通过手术方式干预，例如切除突出的脂肪，缝合白线的缺损等，如果白线缺损较大者，可采用纤维网片修补。

徒手肌筋膜手法应如何操作？

1. 评估

手法操作前，先评估腹部、腰背部、骨盆周围及下肢等部位肌肉筋膜是否松弛无力，有无紧张、条索、压痛及皮肤弹性、湿润度等。

2. 操作方法

（1）俯卧位，治疗人员通过手法松解患者背侧肌筋膜，包括胸腰筋膜、臀肌及髂嵴缘周围肌筋膜等。

（2）仰卧位，治疗人员通过手法松解患者腹侧肌筋膜，包括膈肌、腹部浅深层筋膜、腹直肌、阔筋膜张肌、内收肌等。

（3）仰卧位，治疗人员用掌根分别按腹外斜肌、腹内斜肌、腹横肌的肌纤维走行方向从体侧轻推至脐周，5 ～ 10 次 / 方向，力度由浅至深。

（4）仰卧位，做腹直肌的牵张反射手法。治疗人员用两手掌根将患者腹直肌从两侧向中间聚拢，再用双手捏起两侧腹直肌左右摆动后迅速向上提起，停留 10 ～ 20 秒，反复 3 ～ 5 次。

（5）侧卧位，双下肢屈曲，嘱产妇小幅度腹式呼吸，当吐气时将肚脐向脊柱方向靠近。此时治疗人员配合呼吸节奏用手掌或空心拳从腹侧面向肚脐方向轻轻推拢，重复 5～10 次。再翻身至对侧做相同手法。

腹直肌分离修复的运动训练有哪些？

1. 呼吸训练　内容详见第十一篇。

2. 腹肌激活训练　　内容详见第十一篇。

（1）仰卧抬腿腹肌激活训练。

（2）仰卧抗阻腹肌强化训练。

（3）四点跪姿腹肌激活训练。

（4）三点跪姿腹肌激活训练。

（5）瑜伽球上腹肌激活训练。

（6）站姿腹肌激活训练。

小腹平坦的人一定没有腹直肌分离吗？

产后大肚子松松垮垮瘦不下去是腹直肌分离的重要表现之一，那小腹平坦的人就一定没有腹直肌分离吗？

其实，腹部平坦并不意味着两侧腹直肌是向中线处靠拢的，有许多腹部平坦的健身专业人士也存在腹直肌分离的。所以腹肌的状态是否良好，判断标准不是腹肌的外观是否平坦，而是腹肌是否具有良好的结构与功能。

腹直肌分离与腰背疼痛有关系吗?

一直有观点认为,腹直肌分离与产后腰背疼痛有着密切关联。因此,针对产后腰背疼痛的患者,一定要评估是否存在腹直肌分离,并将腹直肌分离的修复作为产后腰背疼痛的首要治疗目标。

研究证实,腹直肌分离的女性由于腹部肌肉松弛,核心稳定控制能力和运动能力明显降低,为维持人体正常的生物力学,腰背部的肌肉筋膜负荷增加,使腰背部肌筋膜过度代偿而短缩紧张,同时伴有骨盆前倾、腰椎前凸等体态异常,导致产妇腰部或下背部疼痛。所以腹直肌分离是产后腰背疼痛的重要诱因之一。

剖宫产比顺产发生腹直肌分离的概率小吗?

国外有研究表明,阴道分娩女性腹直肌分离的发生率为60.3%,剖宫产发生率为70.8%,2次及以上剖宫产的产妇腹直肌分离发生率约为90.8%,可见剖宫产者腹直肌分离的发生率相对高于阴道分娩者。

随着围产医学的发展,剖宫产术式在不断地改进更新,包括纵切口式剖宫产、周氏剖宫产、新式剖宫产3种,3种术式均经腹直肌入路,均需钝性或锐性分离腹直肌,对腹直肌造成严重创伤。

有研究结果显示,阴道分娩产妇静息、屈曲状态下各位点腹直肌间距值均低于剖宫产产妇,其原因为剖宫产手术会机械性分离腹直肌前筋膜,腹部肌肉拉伸过度,与阴道分娩相比变得更薄。腹直肌分离时提示存在结构缺陷,会导致躯干核心肌群平衡被打破,影响产后盆底功能恢复,引发一系列临床症状,故应积极治疗腹直肌分离。

出现腹直肌分离后在日常生活中需要注意些什么？

女性在分娩后 3～6 个月的时间内，还会处于被"孕激素"影响的状态下，肌肉结缔组织会比正常情况下松弛，活动不当就会加剧腹直肌分离的状况，而腹直肌分离常常与盆底肌松弛同时存在，需要注意日常生活中的细节来保护好腹肌和盆底。

1. 从卧位起身坐起时，应先翻身至侧卧位后再坐起。

2. 科学抱娃。在腹直肌分离未恢复到 2cm 以内时最好不抱娃，避免腹压增加，加重盆底的负担，尤其是当你感到盆底坠胀时请立即停止抱娃。如果必须抱时可采用侧方竖抱式，即骑跨式抱法，收紧腹部和盆底，维持核心稳定。

3. 避免腹压增高的行为。如预防便秘，防止在排便时过度屏气用力，避免搬提重物行为，不做重体力劳动，有慢性咳嗽者应积极治疗。

4. 减轻体重。在怀孕期间适当控制体重，保证营养均衡，以保证胎儿生长提供足够营养即可，防止巨大儿。产后也应科学饮食，避免增重。

5. 不可依赖束腹带。产后长期使用束腹带或系得太紧，使腹压增加，增加盆底负担，不仅影响局部血液循环，不利于产后恢复，严重者可导致子宫下垂、尿失禁等问题。对于腹直肌分离严重者（腹直肌间距 ≥ 5cm），建议使用束腹带，但不可系得过紧。

6. 避免躯干弯曲、扭转的动作。如仰卧起坐、侧向卷腹、反向卷腹等，频繁地进行这些动作可能加重腹直肌分离，同时腹直肌分离者不建议平板支撑运动。

7. 避免产后过早跑步。跑步（或跳绳运动）是时尚推崇的有氧运动，可以锻炼心肺功能和肌肉耐力，但是对于腹直肌分离或盆底肌薄弱的人群，跑步会增加腹压，造成更严重的腹直肌分离和盆底肌的损伤，甚至引起盆腔脏器下垂。

孕期如何预防腹直肌分离的发生?

1. 有计划地安排运动。如果可以的话,最好在怀孕前就开始科学运动,尤其是怀孕前 3 个月一定要坚持运动。因为一旦腹部增大后,通过运动来避免腹直肌分离为时已晚。建议孕期可以专注于一些强度不高的全身运动,比如桥式运动、蚌式运动、深蹲等避免对腹部有压力的运动。

2. 避免日常动作增加腹压。孕期随着腹部的增大,有些动作可能会对腹部造成额外的压力,应尽量避免。例如孕妇从卧位坐起时,应翻身至侧卧后借助手臂支撑后坐起,尽量不要让腹肌发力而增加腹压。

3. 科学控制体重,科学进补。孕期体重增长控制在 10 ~ 15kg,避免巨大儿,可降低腹直肌分离的发生率。

第十一篇

产后运动指导

产后康复已被当今时尚女性看作孕产时期必须经历的重要环节，对产后盆底肌、腹直肌及骨盆的修复积极投身其中，那么你是否意识到，主动参与才能保证上述这些康复的疗效得以巩固和持久，也就是说，产后科学运动在产后康复中发挥着举足轻重的作用。

产后运动对产妇恢复有哪些益处？

1.适当科学的产后运动有利于产妇尽快恢复身体的正常生理机能状态，促进产后体能恢复。

2.促进子宫复旧，有助于恶露排出。

3.促进血液循环，加快静脉回流，预防静脉血栓。

4.加快盆底和阴道组织修复，预防压力性尿失禁、盆腔脏器脱垂、性功能障碍、便秘及痔疮等盆底问题的发生。

5.纠正骨盆倾斜与旋转，改善异常体态，缓解疼痛。

6.改善分娩后腹壁松弛，促进腹直肌分离修复，利于盆腹腔脏器复位，增强核心稳定。

7.减脂增肌，恢复形体完美曲线。

产后运动训练应遵循哪些基本原则？

1. 循序渐进，不可操之过急

产后早期一定要注意运动的幅度和强度不可过大，以不过度疲劳、不引起疼痛为宜，每次运动微微出汗即可。

对于剖宫产的产妇，在伤口愈合前，大约产后 3 个月内，任何对剖宫产伤口可能造成牵拉或压迫的运动都应该避免，如仰卧起坐、卷腹、负重训练、快跑、大幅度躯干扭转等运动均应避免。

2. 建立正确的呼吸模式

Karel Lewit 曾经说过："如果呼吸不正常，任何动作模式都不会正常。"建立正确的呼吸模式可以扩大胸廓的活动性，增加呼吸肌的运动控制和躯干的核心稳定，是改进姿势和动作、释放慢性肌筋膜紧张最有效的策略之一。运动中应注意保持正确的呼吸模式，不可过度屏气增加腹压，避免产后盆底承受过多的压力和负担而加重盆底肌损伤。

膈肌良好的运动能够调节腹腔、胸腔和盆腔的压力来推动血液和淋巴循环，促进盆腹腔内各脏器的律动功能。

最佳的呼吸模式还能够降低交感神经的兴奋性，提高副交感神经的兴奋性，利于身心修复、再生和恢复活力，减少焦虑和抑郁。

3. 运动前后进行必要的拉伸和松解

拉伸可以增加筋膜的滑动性，而不是牵拉韧带，拉伸时间不宜过长，避免因为长时间的静力拉伸后造成软组织处于失活状态，而影响运动表现，因此建议做小幅度短时间的动态拉伸。

运动前拉伸能放松肌肉和韧带，减轻肌筋膜的紧张和挛缩，防止运动中肌肉拉伤或扭伤，增加肌肉、韧带的柔韧性，提高人体运动的协调性和平衡性。运动后拉伸可促进血液循环，加速代谢产物肌酸的排出，缓解肌肉酸痛症状。

4. 核心肌群训练应遵循渐进性原则

产后核心肌群训练可分为核心稳定性训练和核心力量训练两个阶段。产后前 3 个月内以低负荷、静态或慢运动的核心稳定性训练为主，3 个月后逐渐增加高负荷、大动作或抗阻的核心力量训练。

在任何运动训练之前，建议您寻求产科医生、康复治疗师或健身教练进行专业评估，根据评估结果制定个性化的科学运动方案。

月子里可以做运动吗？

产妇坐月子期间需要好好休养身体，但并不意味着真的是"坐着"度过，适当运动可以加快身体机能的恢复，预防产后疾病和机体功能障碍的发生。

在身体允许的情况下鼓励产妇尽早开始运动，但因分娩方式和个人体质不同，需制定个性化的运动训练方案。顺产妇在产后 24 小时就可以适当下床走动，做一些简单的肢体活动，顺产有撕裂或侧切的产妇、剖宫产者，在不引起伤口剧烈疼痛的前提下，可以适当运动，如必要的翻身、床边走动、呼吸放松、勾脚背（踝泵运动）、单侧下肢屈伸运动等。

月子期间运动需要注意什么？

月子期间的运动宜循序渐进，量力而行，切记不可导致过度疲劳，应从简单的床上运动逐渐过渡到小幅度低强度运动为原则。

产后第 1 周做些简单的床上运动和床边走动，动作尽量轻柔、缓慢，忌运动后大汗，以免耗伤津液，影响乳汁分泌。

产后第 2 周以后待体能逐渐恢复，恶露量明显减少后，适当增加小幅度低强度运动，尤以呼吸训练和床上运动为主。

运动后适当补充水分，保持充足的睡眠和心情愉悦。

月子里适合做哪些运动？

月子期间主要在室内适当活动，推荐以下几种运动方式。

1. 头颈部运动

床边端坐位，做头颈部的前屈、后伸、旋转运动。每个动作做 8～10 次 / 组，2～3 组 / 日（图 11-1）。

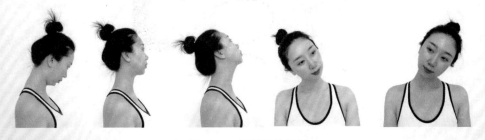

◆ 图 11-1　颈部屈伸运动

2. 踝泵运动

仰卧于床上，做踝关节的屈伸运动，即脚掌向上勾起再向下蹬的动作，以促进肌肉泵功能，利于减轻水肿。反复做 10～20 次 / 组，2～3 组 / 日（图 11-2）。

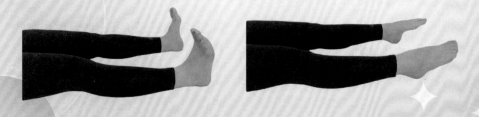

◆ 图 11-2　踝泵运动

3. 呼吸训练

（1）胸式呼吸：月子初期不宜做大幅度腹式呼吸，在腹式呼吸训练前可适当做胸式呼吸训练，以提高肋间肌和膈肌活动能力。

取仰卧位，双下肢屈曲，腰部尽量贴于床面，产妇或家属把双手放在两侧肋骨下缘感受呼吸。吸气时向外扩张肋骨，意图将双手推向外上方，呼气时向内收拢肋骨，双手跟随肋骨向下向内运动。每组 8～10 次，2～3 组 / 日（图 11-3）。

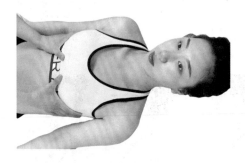

◆ 图 11-3　感受胸式呼吸训练

注意：训练中呼吸幅度不宜过深，避免辅助呼吸肌的参与，不可出现胸廓上提运动。

（2）腹式呼吸：产后 1～2 周后可逐步过渡到小幅度低强度的腹式呼吸训练。

仰卧位，双手自然放于下腹部，双下肢屈曲，双膝双脚与髋同宽，双脚平放于床面，腰部尽量贴于床面。

吸气时用鼻子吸气，以肚脐为中心，腹壁向四周轻轻扩张；呼气时用嘴呼气，腹壁从左右两侧向肚脐内收，并向脊柱靠拢，放于腹部的双手感受两侧腹肌向腹壁正中线轻轻聚拢。一呼一吸如此反复进行，做 5 分钟 / 次，2 次 / 日（图 11-4）。

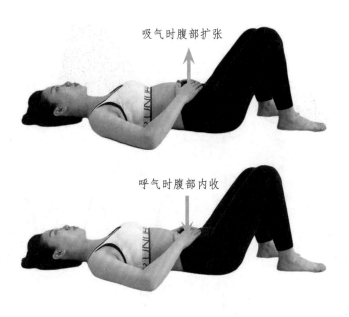

吸气时腹部扩张

呼气时腹部内收

◆ 图 11-4　腹式呼吸训练

注意： 为避免对产后早期松弛的盆底过度施压，呼吸的幅度不宜过深，避免出现盆底下坠感。

4. Kegel 训练

仰卧位，双手置于腹部或身体两侧，双下肢屈曲，双膝双脚与髋同宽，骨盆保持中立位。

吸气准备，呼气时盆底肌收缩 3 ～ 5 秒，吸气时盆底肌放松 3 ～ 5 秒，5 ～ 10 分钟 / 组，2 ～ 3 组 / 日（图 11-5）。

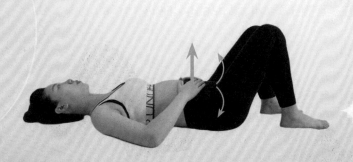

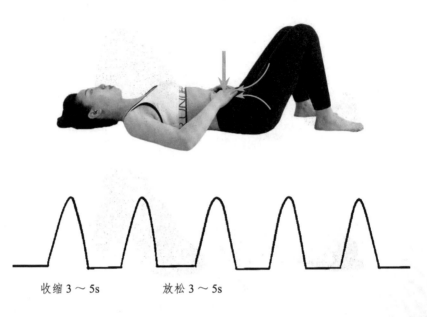

收缩 3 ～ 5s   放松 3 ～ 5s

◆ 图 11-5　Kegel 训练

注意： Kegel 运动宜在产后 1 ～ 2 周后进行，循序渐进，以感受盆底收缩为主，收缩后要充分放松，避免造成盆底肌缺血、缺氧。

5. 下肢屈伸练习

仰卧位，双上肢放于身体两侧，双下肢屈曲，双脚平放于床上，双膝双脚间距均与髋同宽。

用右侧下肢支撑稳定，右脚踩实床面。吸气时放松，呼气时收紧腹部，将左下肢抬起至屈髋屈膝 90 度；再吸气时准备，呼气时将左下肢缓慢放下。左、右交替进行，每侧 5 个 / 组，2 ～ 3 组 / 日（图 11-6）。

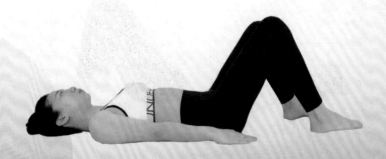

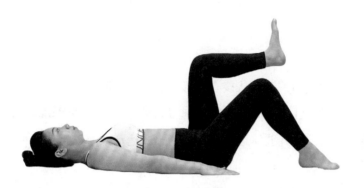

◆ 图 11-6　下肢屈伸练习

注意：此动作有利于腹肌收缩，促进下肢血液循环，防止下肢静脉血栓，减轻水肿。建议在抬起单侧下肢时，另一侧下肢和骨盆必须稳定支撑，不可引起腹部凸起或骨盆前后倾代偿，如有代偿可先做 3 ～ 5 个腹式呼吸，稳定腹压后再做。

分娩 42 天后可以正常运动了吗？

通常情况下，产后 42 天～ 6 个月是产后恢复的黄金时期，在产后 42 天左右，恶露干净，子宫和生殖道基本复原，体能也逐渐恢复，应鼓励产妇通过科学运动来促进身体各系统功能更好地恢复。

然而，因个体差异等因素的影响，每位产妇的孕产损伤程度不同，产后自我恢复的程度也不同，运动方案也应一人一案。例如对于存在腹直肌分离的产妇，在运动过程中应避免做仰卧起坐或卷腹运动；对于骶尾关节内扣的产妇，应避免过于强化 Kegel 运动。因此，在开始运动之前，须寻求专业的康复评估与运动指导，避免不恰当的运动带来二次损伤。

为什么产后需进行核心肌群训练？

1. 产后核心肌群训练的益处

产后运动训练的关键是从核心训练入手。核心肌群训练可以改善肌肉的力量、稳定性和灵活性，提高身体的控制力和平衡力，增加运动时由核心向远端肌群的能量输出，提升肢体运动的协调能力、运动效率和运动表现，降低能量消耗和不必要的代偿，从而预防动作中损伤。

2. 核心稳定性训练与核心力量训练的区别

（1）核心稳定性训练的重点，是通过调节神经 – 肌肉控制系统来加强机体局部和整体的稳定性、协调性，并有利于力量负荷的转移和相关肌肉纤维的激活与动员，从而使肌肉的力量得以恢复，提高肌肉耐力，重新获得姿势平衡，最终达到动态核心稳定的目的。

2. 核心力量训练是针对核心区域的肌群进行针对性训练，训练目的是增强机体稳定性的同时为力量的传送构建运动链，属于全面科学的力量训练。

如何进行呼吸训练？

因特有的孕妇体态，孕妇常常使用辅助呼吸肌过度参与呼吸，因此产后需进行全方位的呼吸训练。通过松解和放松呼吸肌群，减少辅助呼吸肌的紧张，促进肋间肌、膈肌、腹肌与盆底肌激活与协调性收缩，形成良好的盆 – 腹 – 胸动力链，建立正确的呼吸模式。训练模式主要包括呼吸肌牵伸与松解、胸式呼吸训练和腹式呼吸训练。

1. 呼吸肌放松训练

（1）肋间肌松解。取仰卧位，治疗人员双手叠加，用指腹轻柔地松解紧张的肋间肌、斜角肌，感受指腹下软组织张力的变化（图 11-7）。

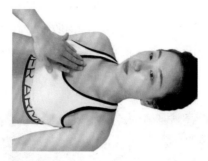

◆ 图 11-7　肋间肌松解手法

（2）拉伸斜角肌、胸锁乳突肌、胸大肌、胸小肌及胸腰部回旋运动，做 3～5 次 / 日（图 11-8～11-12）。

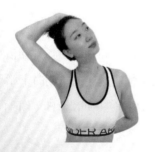

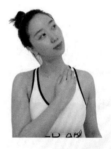

◆ 图 11-8　斜角肌拉伸　　　　　◆ 图 11-9　胸锁乳突肌拉伸

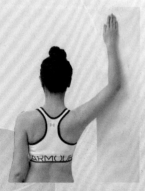

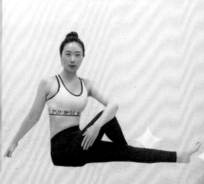

◆ 图 11-10　胸小肌拉伸　◆ 图 11-11　胸大肌拉伸　◆ 图 11-12　胸腰部回旋运动

（3）胸廓松动回弹技术。取仰卧位，治疗人员站在患者的右侧，双手掌根分别放于患者两侧下肋部。嘱患者吸气时扩张下肋部，治疗人员的双手也跟随扩张，呼气时治疗人员双手跟随患者下肋部内收，并在呼气末用掌根快速挤压后松开，做肋骨回弹动作，跟随呼吸节奏做 3 ～ 5 次（图 11-13）。

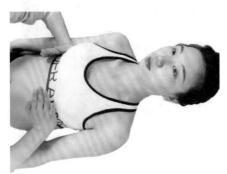

◆ 图 11-13　胸廓松动回弹技术

注意： 控制挤压回弹力度，避免引起疼痛或肋骨骨折。

（4）松动一侧胸壁。患者坐位，躯干朝紧张侧侧屈的同时呼气，治疗人员用手辅助轻推此侧胸壁，吸气时紧张侧躯干伸展并朝对侧屈曲，同时上举紧张侧的上肢过身体中线，使紧张侧肌肉做额外的牵伸。做 8 ～ 10 次 / 日（图 11-14）。

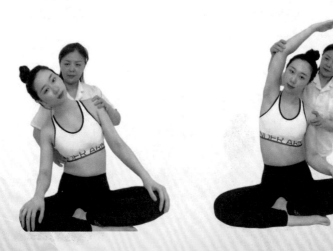

◆ 图 11-14　松动右侧紧张胸壁手法

（5）松动上胸部及牵张胸肌。患者坐位，两手在头后方交叉互握，深吸气时躯干伸展做手臂水平外展的动作，呼气时躯干前屈做双肘内收靠拢动作。做8～10次/日（图11-15）。

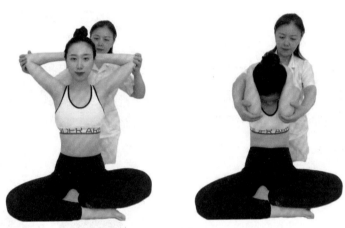

◆ 图11-15 松动上胸部及牵张胸肌手法

2. 胸式呼吸

取仰卧位，双下肢屈曲，腰部尽量贴于床面，双手放在两侧肋骨下缘感受呼吸。

吸气时向外扩张肋骨，双手做向外上方引导的动作，呼气时向内收拢肋骨，双手跟随肋骨向下向内运动，做5～10次（图11-16）。

为进一步扩大胸廓运动范围，吸气时双手可给予轻微阻力，在吸气末快速松开阻力，但双手不可离开胸壁。为促进胸廓内收，可在呼气时适当辅助肋骨内收并给予震动。

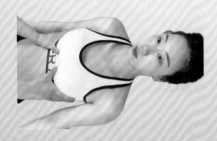

◆ 图11-16 胸式呼吸训练

注意：呼吸幅度较月子期间加深，或轻微抗阻，但避免辅助呼吸肌的参与，不可出现胸廓上提运动。

3. 腹式呼吸

仰卧位，双手自然放于下腹部，双下肢屈曲，双膝、双脚与髋同宽，双脚平放于床面，腰部尽量贴于床面。

吸气时用鼻子吸气，以肚脐为中心，腹壁向四周轻轻扩张，盆底肌放松；呼气时用嘴呼气，腹壁从左右两侧向肚脐内收，并向脊柱靠拢，放于腹部的双手感受两侧腹肌向腹壁正中线轻轻聚拢，同时结合盆底肌向内、向上收缩。一呼一吸如此反复进行，做 5 ～ 10 分钟 / 次，2 次 / 日（图 11-17）。

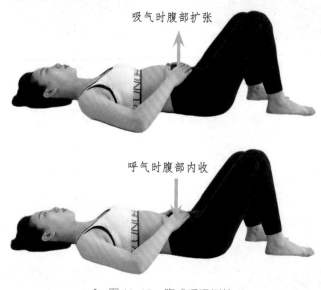

吸气时腹部扩张

呼气时腹部内收

◆ 图 11-17　腹式呼吸训练

注意：为避免对产后早期松弛的盆底过度施压，呼吸的幅度不宜过深，避免出现盆底部下坠感。对于骨盆前倾者，强调吸气时腰部向外扩张，也就是说，吸气时尽量将腰部向床面靠近。

如何进行放松训练？

1.腰背部肌肉和胸腰筋膜放松训练

（1）采用跪坐大拜式动作，双腿屈曲并拢，臀部坐于小腿上，头、颈、双手尽量向前方延展，感受腰背部拉伸的感觉，维持 30 ～ 60 秒 / 次（图 11-18）。

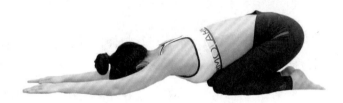

◆ 图 11-18　跪坐大拜式放松

（2）仰卧于瑜伽垫上，将泡沫轴横向放于腰部，利用双下肢的力量带动躯干在泡沫轴上来回滚动数次，以放松腰背部肌肉和胸腰筋膜（图 11-19）。此运动需要有稳定的核心控制方可完成。

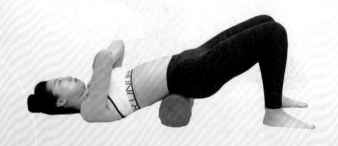

◆ 图 11-19　仰卧于泡沫轴上放松

2.臀肌放松训练

（1）臀大肌放松训练。仰卧位，头、颈、躯干均处于中立位。收紧腹部，双手抱住大腿，尽量将大腿贴近胸部，保持 30 ～ 60 秒 / 次，以牵拉臀部肌肉（图 11-20）。

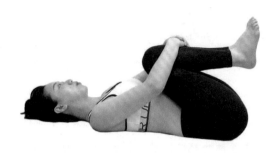

◆ 图 11-20　臀大肌拉伸训练

注意： 产后女性大多臀肌无力，不宜进行拉伸，对于有骨盆后倾臀肌紧张者可以采取此体位适当放松。

（2）梨状肌放松训练。仰卧位，将右腿搭在左侧大腿上，再将左腿屈曲靠近腹部，双手抱住左腿，感受臀部和右侧大腿后外侧肌肉被拉伸的感觉，保持 30 ～ 60 秒 / 次。两侧交替进行（图 11-21）。

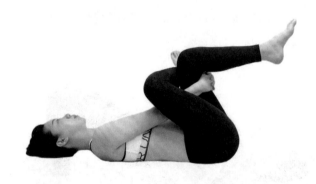

◆ 图 11-21　梨状肌拉伸训练

3. 腘绳肌拉伸

仰卧位，头、颈、躯干均处于中立位，双手自然放松于身体两侧，双下肢立于墙面，臀部尽量贴近墙面。保持 3 ～ 5 分钟，也可将双下肢外展位拉伸（图 11-22）。

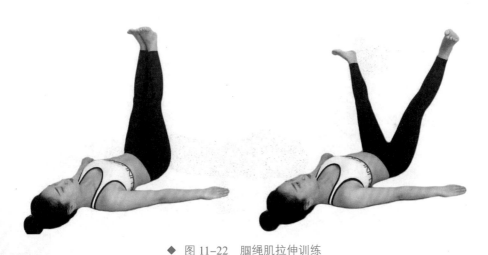

◆ 图 11-22　腘绳肌拉伸训练

4. 内收肌牵拉

坐位，头、颈、躯干均处于中立位，双下肢外展，双脚掌蹬于训练带上，双手拉紧训练带，脚跟向远处伸展，脚背回勾，大腿后侧尽量贴于床面，躯干伸展挺直、稍前倾，保持 30 ～ 60 秒（图 11-23）。此动作既可以牵拉内收肌又可以牵拉腘绳肌。

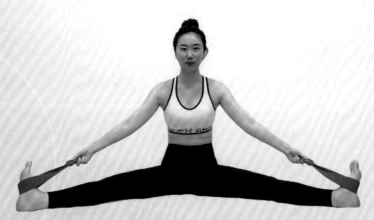

◆ 图 11-23　内收肌拉伸训练

5. 腹部肌群放松训练

俯卧位，头与躯干保持中立位，双肘支撑，将上半身抬起，维持 30 ～ 60秒（图 11-24）。

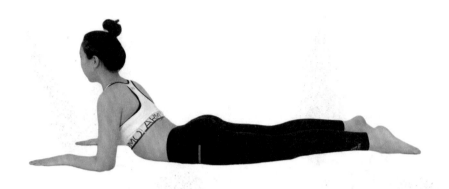

◆ 图 11-24 腹部肌群放松训练

注意： 当骨盆后倾，腹肌紧张短缩时可以采取此体位适当放松，对于产后腹肌无力或有腹直肌分离者不宜进行拉伸。上半身抬起的高度视自身情况而定，感觉到腹部被拉伸为宜，拉伸时不可引起腰部疼痛，如有疼痛可将肘关节向前移，必要时停止此训练。

如何进行盆底肌训练？

1. 盆底肌激活训练

仰卧位，双手置于小腹部，双下肢屈曲，骨盆保持中立位，在双膝之间夹一个瑜伽砖或健身球，双脚与髋同宽。

吸气准备。呼气时双膝用力向内夹紧瑜伽砖，同时感受盆底肌收紧上提的感觉，保持 3～5 秒，此时腹部核心收紧；吸气时慢慢放松双膝，放松盆底肌，腹肌放松。如此反复交替进行，8～10 次 / 组，2～3 组 / 日（图 11-25）。

注意： 呼气用力向内夹紧瑜伽砖时，避免臀部、腰部肌肉代偿用力。

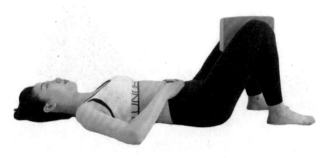

呼气时双膝内收

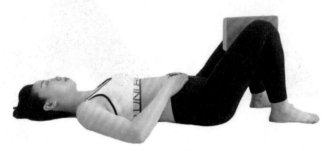

吸气时双膝放松

◆ 图 11-25　盆底肌激活训练

2. 腹式呼吸 +Kegel 运动

仰卧位，双手自然放于下腹部，双下肢屈曲，双膝双脚与髋同宽，双脚平放于床面，腰部尽量贴于床面。

吸气准备。呼气时用嘴呼气，腹壁从左右两侧向肚脐内收，并向脊柱靠拢，放于腹部的双手感受两侧腹肌向腹壁正中线轻轻聚拢，同时盆底肌向内、向上收缩 3～5 秒。吸气时用鼻子吸气，以肚脐为中心，腹壁向四周轻轻扩张，盆底肌放松 3～5 秒。一呼一吸如此反复进行，做 5～10 分钟 / 次，2 次 / 日（图 11-26）。

注意：吸气末端不要吸到极致，避免出现盆底下坠感；呼气时，腹部内收的同时，盆底肌配合向内、向上收缩，但不是最大限度地收缩，以免加重盆底肌的缺血、缺氧。随着盆底肌功能恢复，逐渐延长收缩放松时间。

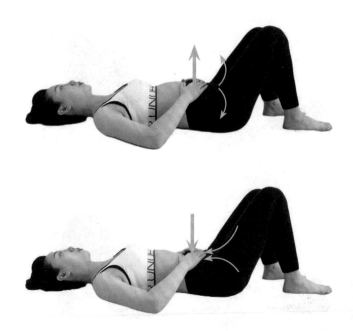

◆ 图 11-26　腹式呼吸 +Kegel 运动

3. 桥式运动 +Kegel 运动

仰卧位，双上肢放于身体两侧，掌心向下。双下肢屈曲，双膝双脚与髋同宽，或在双膝间夹一瑜伽砖或训练球，骨盆保持中立位。

吸气准备。呼气时收缩臀大肌和盆底肌，将臀部慢慢向上抬起，保持3～6秒，吸气时缓慢落下，盆底肌放松。如此反复，8～10次/组，2～3组/日（图11-27）。

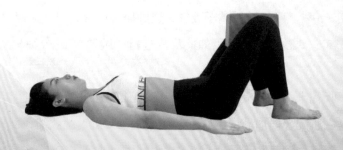

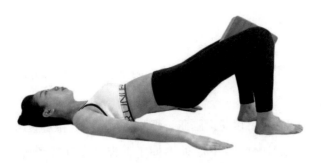

◆ 图 11-27　桥式运动 +Kegel 训练

注意： 双脚跟距离臀部约 1 倍脚掌长度的距离为宜，若运动中出现腰背部疼痛，应暂停此运动。

如何进行腹肌激活训练？

1. 仰卧抬单腿激活腹肌

仰卧位，左下肢伸展，右下肢屈曲，双手抱持右膝部。

吸气准备，呼气时把右下肢缓慢蹬向远处，再吸气时收回。左右交替，6～8 次 / 组，2～3 组 / 日（图 11-28）。

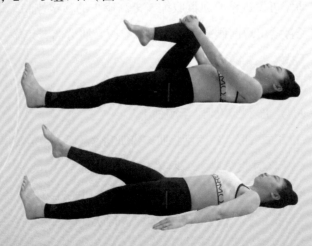

◆ 图 11-28　仰卧抬单腿激活腹肌训练

注意：动作时腹部收紧，避免骨盆出现前倾或后倾代偿。

2. 仰卧举双腿激活腹肌

仰卧位，双上肢放于身体两侧，掌心向下。双下肢屈髋屈膝 90°，骨盆保持中立位。

先做 5 次腹式呼吸，以激活膈肌、腹肌和盆底肌，稳定腹压。

吸气准备，呼气时将双下肢伸展向上，保持 5 秒后缓慢还原，10 ～ 15 个 / 组，2 ～ 3 组 / 日（图 11-29）。

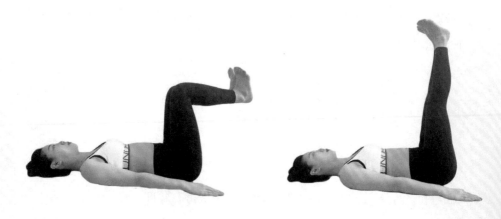

◆ 图 11-29 仰卧举双腿激活腹肌训练

注意：此动作可促进核心肌群收缩，提高躯干的稳定控制。动作时应始终收紧核心，避免骨盆出现前倾或后倾代偿。有腹直肌分离者禁做。

3. 四脚朝天式

仰卧位，头与躯干保持中立位，双上肢屈曲上举，双下肢屈曲，髋、膝、踝关节均保持 90°，也可将双脚踏于墙面上。

先做 3 ～ 5 次腹式呼吸，以激活膈肌、腹肌和盆底肌，稳定腹压（图 11-30）。

吸气准备。呼气时收紧腹部，将右脚抬离墙面 5 ～ 10cm，保持 30 ～ 60 秒。两侧交替进行，8 ～ 10 个 / 组，2 ～ 3 组 / 日（图 11-31）。

待核心进一步稳定控制后，可在此体位进行吹气球训练（图 11-32）。

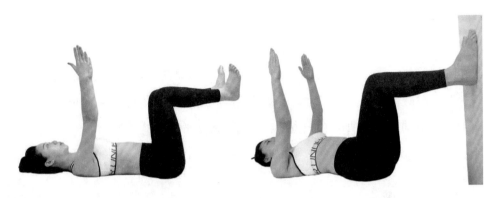

◆ 图 11-30　腹肌控制与激活训练

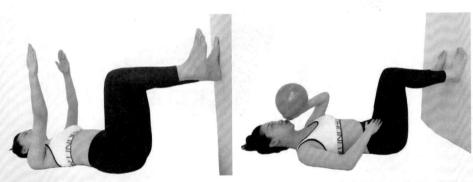

◆ 图 11-31　右脚抬离墙面激活腹肌　　◆ 图 11-32　双脚踏于墙面吹气球激活腹肌

注意： 腹部核心控制能力较差时，应将双脚放在墙面上获得稳定支撑，动作时腰背部应紧贴床面，不可出现腰背部肌肉过度代偿用力。

4. 四点跪姿腹肌激活训练

四点跪位，屈髋屈膝 90°，双膝双脚间距与髋同宽，双上肢与地面垂直。吸气时腹部放松，呼气时腹部从两侧向肚脐靠拢并贴向脊柱，维持 5 秒，8～10次/组，2～3 组/日（图 11-33）。

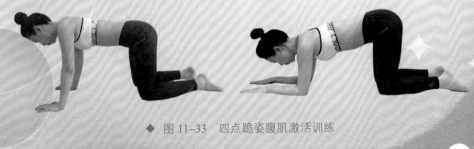

◆ 图 11-33　四点跪姿腹肌激活训练

注意：动作时避免塌腰翘臀，如产后手腕疼痛，可改为肘支撑。

5. 三点跪姿腹肌激活训练

四点跪位，屈髋屈膝 90°，双膝双脚间距与髋同宽，双上肢与地面垂直。

吸气时腹部放松，呼气时腹部从两侧向肚脐靠拢并贴向脊柱，同时将右侧下肢向后方伸展，右脚尖轻轻点地，维持 5 秒后收回。左右交替，8 ～ 10 次 / 组，2 ～ 3 组 / 日（图 11-34）。

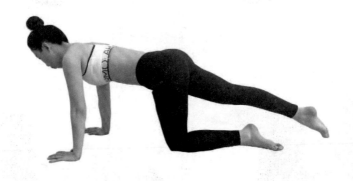

◆ 图 11-34　三点跪姿腹肌激活训练

注意：动作时骨盆始终保持中立位，不可翻髋，如手腕疼痛，可改为肘支撑。

6. 站姿腹肌激活训练

背靠墙面站立，头颈躯干均保持中立位，后脑勺、背部、臀部贴于墙面，双脚距离墙面为 20 ～ 30cm，双下肢微屈，膝盖不可超过脚尖。

吸气准备，呼气时腹部内收，盆底肌收缩，再吸气腹部还原，盆底肌放松。如此反复进行，10 ～ 15 次 / 组，2 ～ 3 组 / 日（图 11-35）。

注意：呼气时尽可能将腹部内收，想象腹部从两侧向正中线靠拢并贴向墙壁的感觉，同时向内向上收缩盆底肌。如有骨盆前倾者，吸气时也要尽量将腰部向墙面方向扩张，且不可一味地扩张腹部。训练后充分放松盆底肌。

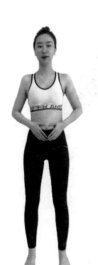
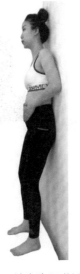
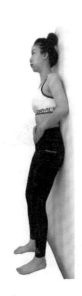

◆　图 11-35　站姿腹肌激活训练

如何进行髂腰肌激活训练？

仰卧位，头、颈、躯干均处于中立位，双手自然放松于身体两侧，双下肢屈曲，髋、膝、踝关节均保持90°。

先做3～5次腹式呼吸，以激活膈肌、腹肌和盆底肌，稳定腹压。

吸气准备。呼气时腹部收紧，将右下肢轻轻下落，右脚尖轻触床面。再吸气准备，呼气时将右下肢缓慢还原。左右交替进行，8～10个/组，2～3组/日（图11-36）。

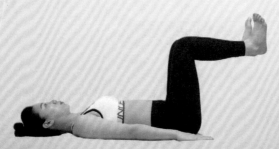

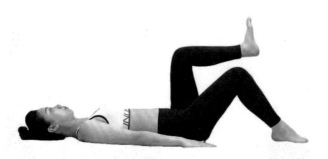

◆ 图 11-36　髂腰肌激活训练

如何进行腰背肌激活训练？

俯卧于瑜伽垫上，四肢沿长轴充分伸展。

吸气准备。呼气时收紧腹部，双上肢和双下肢交替上下摆动，做类似于游泳时上下打水的动作。10 ~ 20 次 / 组，3 ~ 5 组 / 日（图 11-37）。

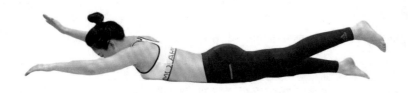

◆ 图 11-37　腰背肌激活训练

注意：运动时如出现腰背部疼痛，应暂停此动作。

如何进行臀大肌激活训练？

仰卧位，头与躯干保持中立位，双手自然放松于身体两侧，掌心向下。双下肢屈曲，双脚与髋同宽。

吸气准备。呼气时收缩臀大肌和盆底肌，将臀部缓慢向上抬起，调动臀大肌充分收缩，保持 3 ～ 5 秒，再吸气时缓慢落下。如此反复进行，8 ～ 10 次 / 组，2 ～ 3 组 / 日（图 11-38）。

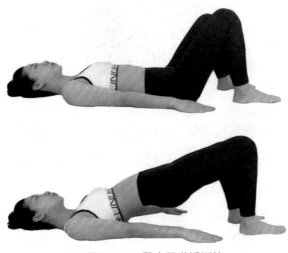

◆ 图 11-38　臀大肌激活训练

注意：双脚距离臀部约 1 个脚掌的距离。臀部抬起时发力部位是臀肌，不可用腰背部肌肉代偿。

如何进行产后核心力量强化训练？

经历了产后 3 个月循序渐进的运动训练后，相信你的体能与核心稳定一定有了大幅度提升，此时可以逐渐增加核心力量训练啦！

1. 仰卧位瑜伽球抗阻腹肌强化训练

仰卧位，双上肢屈曲 90°，双下肢屈髋屈膝 90°，在双肘和双膝间抱一瑜伽球。

吸气准备。呼气时收紧盆底和腹部，膝肘同时向瑜伽球发力，保持 5 ～ 10 秒，再吸气时将膝肘慢慢放松。6 ～ 8 次 / 组，2 ～ 3 组 / 日（图 11-39）。

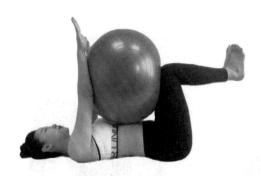

◆ 图 11-39 仰卧瑜伽球抗阻腹肌强化训练

注意：此动作可激活腹部核心肌群，提高躯干的稳定控制。动作时躯干应保持稳定，避免骨盆或躯干出现扭转代偿。如患者存在腹直肌分离，治疗人员需协助患者控制腹直肌靠近身体正中线。

2. 坐位瑜伽球上腹肌激活训练

坐于瑜伽球上，双侧坐骨结节稳坐在球面上，脊柱挺拔向上延展，双下肢屈髋屈膝 90°（选择大小合适的瑜伽球，或者增减充气量）。

吸气准备。呼气时，收紧腹部和盆底，抬起右侧下肢（可以屈膝或伸膝），维持 5 秒，再吸气时落下。左右交替进行，6 ～ 8 次 / 组，2 ～ 3 组 / 日（图 11-40）。

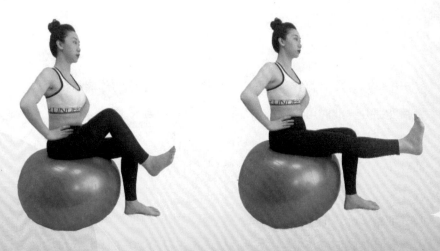

◆ 图 11-40 坐位瑜伽球上腹肌激活训练

注意: 动作时要保持核心稳定,骨盆保持中立位,防止躯干左右晃动。

3. 俯卧位瑜伽球上腹肌强化训练

双肘支撑于瑜伽球上,收紧腹部和盆底,保持身体呈一条直线,充分调动核心肌群。

吸气准备。呼气时继续收紧核心,用肘部控制瑜伽球将球拉进腹侧,同时上提躯干和臀部,再吸气时身体缓慢还原。如此反复做 8 ～ 10 次 / 组,2 ～ 3 组 / 日(图 11-41)。

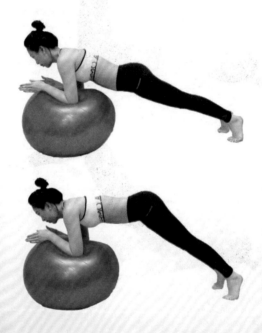

◆ 图 11-41　俯卧瑜伽球上腹肌强化训练

注意: 存在腹直肌分离的产后女性需改善腹直肌分离症状后方可做此动作。运动幅度应由小到大循序渐进,如出现腰背疼痛应立即停止。训练中注意安全,防止摔倒。

4. 踏墙加强版桥式运动

仰卧于瑜伽垫上,双上肢置于身体两侧,臀部下方放置一个软垫,双下肢屈曲,髋、膝、踝均为 90°,双脚与髋同宽踩踏于墙面上,或双脚踏于瑜伽球上。

吸气准备。呼气时收缩腹部和盆底，同时将臀部向上抬起，保持 3～5 秒。再吸气时缓慢落下，放松腹部和盆底。如此反复做 8～10 次 / 组，2～3 组 / 日（图 11-42）。

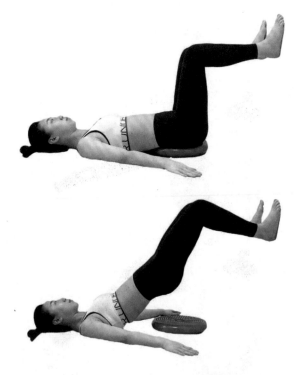

◆ 图 11-42　踏墙加强版桥式运动

注意：运动中是收紧腹部核心通过收缩臀肌将臀部抬起，切忌不可用腰背部过度发力代偿，如出现腰痛立即停止此动作，或在康复治疗师的专业指导下正确运动。

5. 侧方肘支撑震动杆训练

侧卧于瑜伽垫上，右肘支撑于泡沫轴上，左手持震动杆，双下肢前后放置。

吸气准备。呼气时将躯干向上撑起，保持头、肩、髋、膝、踝呈一条直线，同时左上肢向侧方伸展，身体稳定后晃动震动杆数秒钟后缓慢落下。两侧交替进行，3 ~ 5 次 / 组，2 ~ 3 组 / 日（图 11–43）。

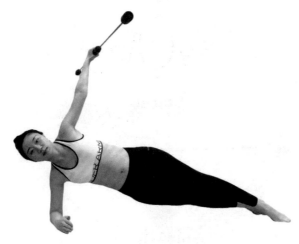

◆ 图 11–43　侧方肘支撑震动杆训练

注意：支撑侧肩关节须稳定支撑，不可耸肩；如果核心不够稳定，或腰背部肌肉过度代偿酸痛时，忌做此动作。

6. 双上肢弹力带抗阻训练

双手缠绕红色弹力带靠墙站立，双下肢微屈，双膝双脚与髋同宽，脚跟离墙为 10 ~ 20cm，膝盖不可超过脚尖，将头、肩、臀部尽量贴于墙面。

吸气准备。呼气时腹部和盆底收紧，腰部贴向墙面，双手举过头顶，尽量贴近墙面。

吸气放松。呼气时双手拉紧弹力带向两侧慢慢打开，做抗阻运动，再吸气时双手缓慢还原，做离心抗阻运动。如此一分一合，做 10 ~ 20 次 / 组，2 ~ 3 组 / 日（图 11–44）。

注意：此动作可以充分调动核心肌群，改善产后女性肩颈不适等症状。运动中腹部和盆底的核心始终是收紧状态，中间休息时要充分放松腹肌和盆底肌。还原动作时不可完全放松弹力带，也就是说双手向外分开和向内还原时，弹力带始终都保持一定的拉力。如出现肩部或腰背部疼痛，应暂停此动作。

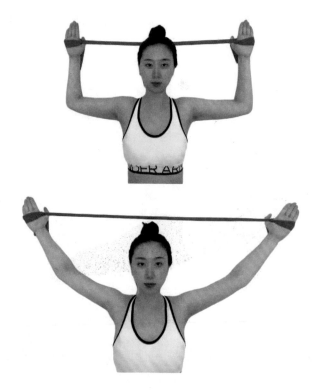

◆ 图 11-44　双上肢弹力带抗阻训练

纠正假胯宽应如何训练？

1. 仰卧臀肌运动感觉输入强化训练

仰卧位，头与躯干保持中立位，双手自然放松于身体两侧，掌心向下。双下肢屈曲，双膝双脚与髋同宽或略宽，双脚尽量贴近臀部。将脚趾抬离地面，足跟着地。

吸气准备。呼气时将尾骨卷起，让骶尾骨离开地面后，收缩臀大肌和盆底肌，将髋部缓慢向上顶起，并将膝盖慢慢向外打开，即做髋关节的外旋动作，保持 10 秒，找到臀肌发力的感觉，再吸气时缓慢落下。如此反复进行，8 ～ 10

次/组，2～3组/日（图11-45）。

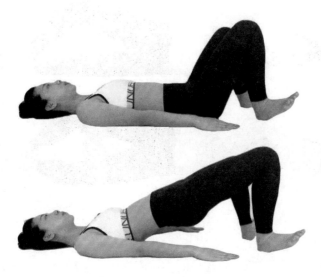

◆ 图11-45 仰卧臀肌运动感觉输入强化训练

注意：膝关节不适者双脚距离臀部稍远一点。臀部抬起时发力部位是臀肌，而不是腰背部肌肉。

2. 侧卧蚌式臀肌训练

侧卧位，将头枕在右臂上，左手放于身体前方稳定支撑，双下肢屈曲，双膝、双脚并拢。

吸气时缓慢将左侧膝关节打开，即左下肢外展外旋，盆底肌放松；呼气时缓慢将左下肢内收还原，盆底肌收缩。左右交替进行，8～10次/组，2～3组/日（图11-46）。为募集更多的肌肉纤维参与收缩，可使用弹力带进行抗阻训练。

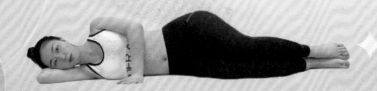

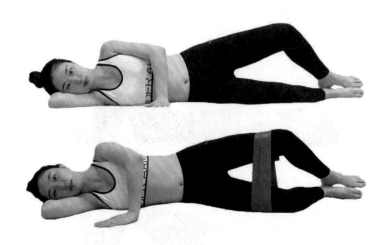

◆ 图 11-46　侧卧蚌式臀肌训练

注意：将运动侧下肢内收还原时，速度宜慢。运动中足跟与躯干呈一条直线，双脚始终不要分开。

3. 侧卧肘支撑臀肌强化训练

侧卧位，将头枕在右臂上，或用右肘支撑。左手放左臀部感受臀肌收缩，双下肢伸展。

吸气准备。呼气时缓慢将左下肢外展，再吸气时缓慢落下。左右交替进行，8～10 次／组，2～3 组／日（图 11-47）。如果想加大训练强度，也可在大腿远端增加弹力带进行抗阻训练。

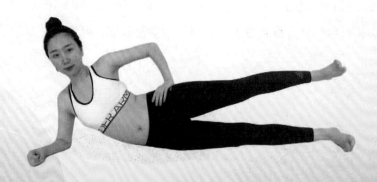

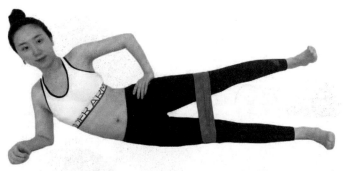

◆ 图 11-47　侧卧肘支撑臀肌强化训练

注意：支撑侧肩关节须稳定支撑，不可耸肩；如果核心不够稳定，或腰背部肌肉过度代偿酸痛时，忌做此动作。

如何进行提升骨盆灵活性训练？

1. 骨盆时钟运动

仰卧位，双手放于髋部两侧，双下肢屈曲，双膝、双脚与髋同宽。想象骨盆处有一个时钟，肚脐为 12 点钟方向，耻骨联合为 6 点钟方向，左右髂前上棘分别为 3 点钟和 9 点钟方向。

放松呼吸。让骨盆沿着 12 点钟至 6 点钟方向缓慢做上下来回卷动，8 ～ 10 次 / 组，2 ～ 3 组 / 日（图 11-48）。

让骨盆沿着 3 点钟至 9 点钟方向缓慢的做左右来回运动，8 ～ 10 次 / 组，2 ～ 3 组 / 日。

让骨盆沿着时钟从 1 点至 2 点、3 点……直至 12 点钟方向做顺时针缓慢环转运动，再返回来沿着时钟 12 点至 11 点、10 点……直至回到 12 点钟方向做逆时针缓慢环转运动，8 ～ 10 次 / 组，2 ～ 3 组 / 日。

注意：训练时放松呼吸，不要屏气，动作越慢越好。运动时如有疼痛不适立即停止。有腹直肌分离者禁做此动作。

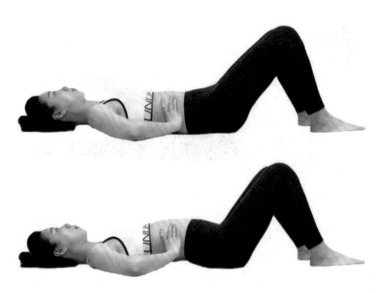

◆ 图 11-48　骨盆时钟运动

2. 瑜伽球上骨盆灵活性训练

坐在瑜伽球上，头、颈、躯干保持中立位并向上延展，双手放于腰两侧。双脚平放于地面，髋、膝、踝关节均保持 90°，膝盖、脚尖朝向前方。

利用瑜伽球方便灵活的滚动作用，做骨盆前、后、左、右及旋转运动，每个方向做 8 ~ 10 次 / 组，2 ~ 3 组 / 日（图 11-49）。

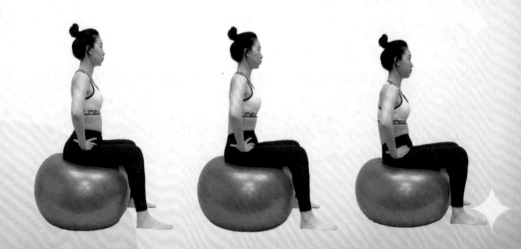

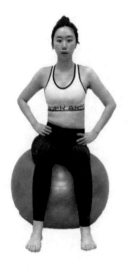 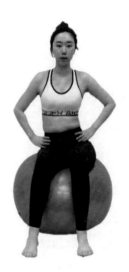

◆ 图 11-49　瑜伽球上骨盆灵活性训练

第十二篇

产后乳腺管理

乳房是哺育婴儿的重要器官，母乳喂养也是产后妈妈们最关心的话题。母乳喂养既关系到宝宝的身体健康与生长发育，又可促进产妇产后恢复，因此，产后乳腺管理至关重要。下面让我们一起打开产后乳腺管理篇章吧！

您知道女性乳房的由来吗？

人类在胚胎发育第 5 ～ 6 周初，乳腺就已经开始发育了，我们把它称为乳腺，人类只在胸前的乳嵴上皮局部下陷形成一对乳腺，其余部分的乳嵴均逐渐退化；从胚胎发育第 7 ～ 8 周开始，形成乳头芽；胚胎第 3 ～ 4 个月形成乳腺芽，接下来形成 15 ～ 20 个乳腺导管；胚胎 8 个月时，乳腺始基表面上皮下陷，形成乳凹，是乳腺导管开口的地方；胚胎 9 个月时，乳头下的结缔组织不断增殖，使乳腺逐渐外突，发育成为乳房。那么大家可能会很疑惑，个别人不只拥有一对乳房？这是因为没有完全退化的乳腺也会同时发育，如果只是腋下的副乳，那么并不影响妈妈今后的喂养，如果有更多的乳腺没有退化，那就要视情况而定是否需要手术治疗。

通常每个乳腺是由腺叶、腺小叶、腺泡逐级组成，含有丰富的血管、神经和淋巴管，同时还有与之关系密切的邻近组织，如肌肉、筋膜、腋窝组织等。

很多产妇在哺乳期患有乳腺炎时会反馈局部非常疼痛，就是因为乳腺内的神经分布非常丰富。

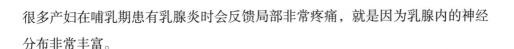

母乳的营养成分有哪些，不同阶段有什么变化？

1. 成分

6 个月内的宝宝最理想的食物就是母乳，这是其他乳品无法替代的，而且母乳的营养成分会因为宝妈的膳食结构而发生变化。

（1）蛋白质：人乳中乳白蛋白的含量占总蛋白质的 70% 以上。

（2）牛磺酸：人乳中牛磺酸含量比牛乳更高。

（3）乳糖：人乳中乳糖含量比牛乳高，有助于钙的吸收。

（4）脂肪：人乳中脂肪球较少，有助于新生儿的消化吸收，特别是早产儿，不饱和脂肪酸有利于婴儿大脑和神经的发育。

（5）维生素：乳汁中维生素的含量比较高，特别是维生素 A、E、C 含量较高，B、K 类维生素及叶酸的含量比较少，但是也可以满足宝宝的生长需要。

2. 变化

母乳分为初乳、过渡乳、成熟乳 3 个阶段，各个阶段的营养素含量有所不同。

（1）初乳：孕中期开始到产后 2 ～ 5 天的乳汁。初乳中的钠、钾、氯、蛋白质等比例较成熟乳高，例如维生素 A 可达成熟乳的 5 倍，所以我们说初乳可以为新生儿提供更好的免疫和保护作用。

（2）过渡乳：产后 2 ～ 5 天到产后 10 天的乳汁，此时乳房进入全能力产乳期，乳汁产量相比初乳大幅度增加。

（3）成熟乳：产后 10 天以后的乳汁，被称为成熟乳。这个时期乳汁的产量由乳汁的移出量决定，通常乳汁的移出量越大，乳汁的产量越多，也就是说宝宝下给乳房的"订单"越多，宝妈的奶量也就越多。成熟乳的成分处于相对稳定的状态，但也会根据宝宝的成长发生相应的变化。

母乳喂养的好处有哪些？

1.母乳喂养是母子之间情感联系的纽带，有利于增进母子情感。通过吸吮刺激乳头，可释放催产素，能增进宝妈对宝宝的疼爱之情；宝宝通过吸吮母乳肌肤之亲，既觉得安全，又感到温暖，使母子之间的情感在哺乳过程中得到了不断的升华。

2.有利于宝妈的身体恢复。哺乳可以将宝妈多余的营养提供给宝宝，保持供需平衡，促进代谢增快，有助于尽快恢复身材。

3.通过宝宝对乳头的吸吮刺激，可以促进宝妈子宫收缩，减少出血，预防产后贫血，促进身体恢复。

4.减少乳腺癌和卵巢癌的患病率。已经有调查研究发现，凡母乳喂养的女性患乳腺癌、卵巢癌的概率要远远低于未母乳喂养者。

母乳喂养时有哪些注意事项？

1.母乳喂养时，尽量避免用奶瓶补充奶粉进行喂养。可以通过增加哺乳的频次，来补充宝宝的哺乳量，防止流速混淆，干扰母乳喂养。

2.很多宝妈哺乳时会觉得哺乳疼痛，是正常的，尤其是初产妇，忍一忍、咬咬牙就挺过来了。其实纠正一下哺乳姿势，是可以减轻或避免疼痛的，必要时可寻求泌乳顾问进行指导。

3.喂奶时要让宝宝吸空一侧乳房后，再吸另一侧。若宝宝只吸一侧乳房就吃饱了，应将另一侧乳房内的乳汁尽量"排空"，下次喂奶时，从另一侧先吸。

4.不要看着手表来哺乳，限制宝宝吃奶的时间，其实很多时候，妈妈和宝宝之间的纽带和感觉是很准确的，妈妈可以读懂宝宝的肢体语言，然后给予最合适的反馈。

5. 母乳喂养是有菌的喂养，在哺乳之前，并不建议宝妈清洗乳房。因为宝宝吸吮乳房时会吸入皮肤上的细菌，细菌进入肠道后，为厌氧的益生菌准备好定植和繁殖的环境，并且益生菌建立起正常的肠道环境，一些人体需要的营养素如维生素 B 等，是由益生菌在肠道内合成的，同时还能够提高钙、铁、锌的吸收率。

6. 哺乳期不建议饮用咖啡，因为咖啡里含有咖啡因，宝宝的身体不能轻易地将咖啡因排出体外，而在体内蓄积会让宝宝变得越来越焦躁，影响睡眠质量，而且咖啡因也会降低钙的吸收率。

激素在母乳喂养中有哪些作用？

1. 孕激素

孕激素具有维持妊娠的作用，在整个孕期都维持在较高水平。一旦胎盘娩出后，孕激素水平快速下降，使得泌乳素水平上升，触发泌乳Ⅱ期，如有胎盘残留，泌乳素水平将会受到抑制，则不能正常触发泌乳Ⅱ期。

注明：泌乳Ⅰ期是从孕中期开始到产后 2 天；泌乳Ⅱ期是产后胎盘娩出触发泌乳Ⅱ期，一般为产后 3 ～ 8 天；泌乳Ⅲ期一般开始于产后 9 天。

2. 泌乳素

泌乳素由垂体前叶分泌，对启动和维持泌乳至关重要。孕期泌乳素水平有所上升，促进乳腺导管、乳腺腺泡和乳腺小叶的分化和成熟，但其水平不足以让女性的乳腺细胞分泌大量的乳汁。

3. 催产素

催产素又称缩宫素，在泌乳里也扮演着重要的角色。宝宝吸吮乳房会激发宝妈分泌催产素，使肌上皮细胞收缩，引发喷乳反射。催产素也是爱的激素，会通过肌肤接触、宝宝的哭声、观看宝宝视频、闻宝宝的味道甚至性生活的激发而增加泌乳量。

产后多久可以开始哺乳?

产后立刻就可以哺乳,尽早刺激乳头和肌肤接触,利于促进宝妈乳腺泌乳。

宝宝刚出生时,就有很强的吸吮能力,且第一次吸吮和第一口奶尤其重要。生产后 2 小时内为重要的窗口期,很多不必要的操作可以延后,或者让宝宝在妈妈的身上完成操作,有助于减轻宝宝的疼痛,并且通过哺乳,可以将内啡肽传递给宝宝,让宝宝感到舒适和快乐。

在乳房比较柔软的初乳阶段可以哺乳吗? 是否要等到胀奶后再哺乳?

宝妈的初乳虽然少,但是很珍贵,在这个敏感的窗口期,让宝宝频繁吸吮极为重要,松弛柔软的乳房更适合宝宝练习衔乳。

如果你错过了泌乳的最佳时间,已经发生了生理性胀奶,宝宝是不愿意在乳房胀满的状态下进行吸吮的。如果此时无法有效的移出乳汁,可以先进行冷敷,再用拇指和食指在乳晕的外围进行下压对挤以排出一些乳汁,使乳晕稍微松弛一些,这样宝宝再进行衔乳更省力。

另外,当宝宝不在妈妈的身边发生乳胀时,应将乳汁移出,每日 8 ～ 12 次,可使用吸奶器或通过手排奶的方法移出,既可以刺激泌乳,又为宝宝准备了充足的口粮。

什么是喷乳反射？

当宝宝正确衔乳并开始有规律的吸吮后，会有一种令人兴奋的麻酥感，这是一个信号，告诉你身体发生了喷乳反射，就是人们所谓的"奶阵"。

很多宝妈会很困惑自己感觉不到奶阵，是不是奶水就少呢？其实很多宝妈都感觉不到，但是喷乳反射一直是存在的，当然，也可以通过各种方式刺激爱的激素来激发喷乳反射。

母乳喂养期间，宝妈每天需要大量进食高热量食物吗？

在哺乳期间，宝妈平均每天额外需要增加 400 ～ 500 千卡的热量，就可以保证为宝宝提供足够的乳汁，这些热量就相当于：一个荷包蛋＋一杯牛奶＋一块鸡肉＋一个西红柿的热量，所以宝妈不需要大吃特吃。

而有些宝妈会担心自己的体重问题，其实每天多摄入的 400 ～ 500 千卡热量，会转化成乳汁哺育宝宝，这些热量是不会长到你身上的。

宝宝饿了就哺乳是否合适？夜间也需要哺乳吗？

不要等到宝宝饿哭了再喂，你要密切观察他表示饥饿的早期信号，比如吧嗒嘴、吮手指、小动作变多等，如果宝宝已经大哭了，就要先安慰宝宝，情绪平稳后再进行哺乳。

我们提倡按需哺乳，在宝宝出生后的前两个星期内，要保证一天内哺乳 8 ～ 12 次。不要让宝宝连续睡 4 个小时以上，如果睡太久要叫醒哺乳，以免喂奶间隔时间太长，摄入乳汁不足而影响宝宝的发育。并且吸吮频繁一些，可以更好地帮助宝妈促进泌乳。

1 岁之前的宝宝夜间都是需要哺乳的，不建议强行给宝宝断夜奶。因为宝宝的胃容量有限，在出生后的几个月内，为保证正常生长发育与营养需要，夜间按需进行哺乳是必不可少的。而且夜间催乳素的分泌比白天增加十几倍，宝宝频繁的吸吮有助于刺激宝妈泌乳。当然如果拥有一个天使宝宝，夜间可以连续睡眠 5 小时以上，那么我们尊重宝宝的哺乳需求就好啦。

宝宝进入猛长期有哪些特点？

1. 更频繁地吃奶，烦躁不安，不断地找乳房，含上乳头后又放开，表现为"愤怒"。

2. 夜醒增加，有些宝宝会有哭闹增加的现象，让很多宝妈误认为母乳量不能够满足宝宝的需求，从而添加配方奶的摄入。此时应注意观察宝宝的精神状态、体重增加情况、二便情况及生长发育曲线图等，来判断宝宝的摄入量是否足够。

3. 食量增加，频繁的吸吮可以更好地安抚宝宝，同时更好地建立泌乳，让妈妈的奶量更多。

哺乳方法正确和错误的标志有哪些？

1. 正确的标志

（1）宝宝嘴巴张大 120°且上下嘴唇外翻。

（2）宝宝的下巴紧贴乳房。

（3）宝妈乳晕正常的，宝宝可以将大部分下乳晕都含在嘴里。

（4）有规律并且深深地吸吮，吸吮间隔时间很短。

（5）可以听见宝宝有规律的吞咽声。

（6）在最初的几次吸吮后，妈妈没有感到乳头不适。

2. 错误的标志

（1）宝宝的头和躯干并没有呈一条直线，很多时候宝宝是在扭着头吃奶。

（2）宝宝只是在衔着乳头，嘴巴张大 ≤ 90°，没有将大部分下乳晕含在嘴里。

（3）吮吸很快很轻，并且有些急躁，而不是深深地有规律地吸吮。

（4）婴儿在吸吮过程中发出吧嗒声。

（5）在泌乳量增加以后，没有听到有规律的吞咽声。

（6）在哺乳过程中，宝妈常常感到乳头疼痛，或发现乳头有损伤。

如何选择正确的哺乳姿势？

1. 摇篮式哺乳法

宝妈坐在有靠背的椅子上，脚踩在矮凳上，双腿上横放一个软枕，将头侧垫高。把宝宝放在软枕上，用臂弯托住宝宝的头部，面向宝妈，保持头、颈部、躯干呈一条直线，位于下面的胳膊放在宝妈胳膊的下面（图 12-1）。

2. 橄榄球式哺乳法

宝妈坐于有靠背的椅子上，脚下踩脚凳，腿上竖放一个软枕，将头侧垫高。宝宝面朝宝妈躺卧在软枕上，将双脚夹于腋下，同侧手掌托住头及颈部，前臂固定宝宝背部，另一侧手托起乳房（图 12-2）。

注意： 产后早期为了保护产妇的耻骨联合关节和骶髂关节，坐位哺乳时可将双脚同步垫高，生产半年以后可以两侧交替进行。

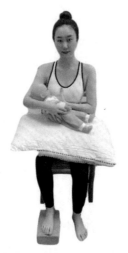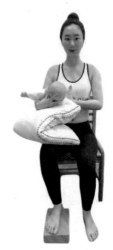

◆ 图 12-1　摇篮式哺乳法　　　◆ 图 12-2　橄榄球式哺乳法

3. 侧卧式哺乳法

宝妈侧卧在床，身后及头肩部用软枕依靠；宝宝面向宝妈，保持头、颈部、躯干在一条直线上；宝妈身体下侧的胳膊可搂着宝宝，身体上侧的手托住乳房（图 12-3）。

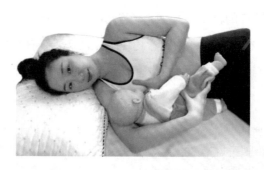

◆ 图 12-3　侧卧式哺乳法

如何解决未能有效吸吮的问题？

如果吃奶时间太久，甚至一个小时，但是大小便和体重却不好，妈妈的乳房还是很满的状态，就要仔细查找并排除原因。

1. 错误的吸吮方式或舌系带短，不能很好地衔住乳头。

2. 如果长时间喂养频率少，会影响宝妈的泌乳量，应尽量增加喂养频次。

3. 哺乳前可以提前轻柔捻转乳头，刺激喷乳反射。

4. 哺乳时配合手法轻轻挤压乳房。

5. 如果宝宝生长发育好，就要观察宝宝是否在"求安抚"。

如何选择乳盾？

乳盾是针对早产儿及吸吮无力的宝宝发明设计的，可以改善吸吮能力，建议有乳头内陷不利于哺乳的宝妈，可以考虑使用乳盾，更有效地刺激宝宝的吸吮反射。

在选择乳盾的时候，尽量选择接近乳房触感、柔软硅胶质地的，尺寸选择应比乳头直径大 2 ～ 3mm 较为合适。因为稍微大一点，可以让宝宝在含接的时候含住所有的奶嘴部位，对乳晕造成一定的挤压，有利于增加乳汁的移出。

使用吸奶器有哪些注意事项？

1. 使用前先消毒，可用煮沸法，每次水沸后继续煮 10 ～ 15 分钟。使用后或放置超过 24 小时，再次使用时应重新消毒。如果使用消毒锅进行消毒，直接选择消毒、烘干键进行消毒即可（图 12-4）。

2. 吸奶器吸奶时宜轻柔，负压不宜过大，档位选择上建议选择最大舒适度，一边吸奶，

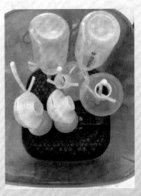

◆ 图 12-4 吸奶器消毒处理

一边进行乳房按摩。

最大舒适度：吸奶器从 1 档开始逐渐增加，如果感到疼痛时，将吸奶器档位再降低一档，这就是最大舒适度。

哺乳期间乳头会出现哪些问题？

1. 乳头皲裂

通常由于不恰当的哺乳体位和含乳姿势、宝宝舌系带过短、感染、乳汁量不足、乳腺炎、乳头扁平或凹陷等原因易造成乳头皲裂，乳头皲裂容易反复难愈，一旦发生要及时祛除诱因。

（1）宝妈发生乳头皲裂后，首先考虑纠正哺乳姿势。

（2）外涂乳头皲裂膏与乳头保护罩一起使用。

（3）可以先哺乳健侧的乳房。

（4）在医生指导下进行药物外敷。

（5）如果皲裂严重，症状得不到改善，可以考虑吸出母乳后再喂乳。

2. 乳头白点

也许是一小段栓塞物从乳房内部移动至乳头，这样的颗粒样物质，恰好堵住了一个乳孔，导致乳腺管堵塞，并随着妈妈不断的产乳，出现乳腺的胀痛（图 12-5）。

如果小白点没造成任何不舒服，那么你可以忽略它，继续哺乳，查找自己的哺乳姿势是否正确并纠正错误的哺乳姿势。可以每天在哺乳后，涂抹适当的皲裂膏进行软化，以达到软化小白点的

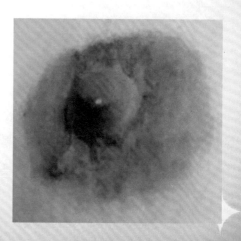

◆ 图 12-5　乳头白点

作用。

另外，宝妈也要记得保证充足的饮水量，每天保证在 2000mL。一旦乳头上出现小白点可以在医护的规范操作下进行处理，不建议自行剥离，以免发生乳头的水肿与感染，并且后期要做好护理，以免发生金黄色葡萄球菌逆行感染。

3. 乳头水肿

有一些由于乳头的小白点自行挑破后造成了乳头水肿，表现为红、肿、疼痛。这种疼痛是持续性的，只要伤口和水肿未愈合，乳头一直是疼痛的，哺乳刚开始和哺乳期间更明显，反倒是哺乳结束后会减轻，乳头的疼痛也会伴有乳房的疼痛，有的因为定位不准确，感觉整个乳房都在疼（图 12-6）。

发生乳头水肿后，先暂停患侧的亲喂，改成吸奶器或手排奶进行哺乳。可以使用水调散进行外敷，以达到消炎消肿的目的（图 12-7）。

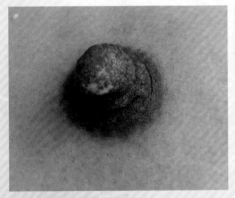

◆ 图 12-6 乳头水肿

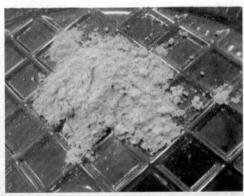

◆ 图 12-7 水调散

水调散使用方法：取 10g 水调散放于治疗碗中，兑入适量冷水，搅拌均匀，直至搅拌成糊状，进行患处外敷使用。

4. 乳头凹陷

我们首先要测试一下乳头凹陷的程度。如果用两个指头在乳晕上面稍微挤一下可以凸出来，就不算乳头凹陷，宝妈可以顺利母乳喂养。如果用手挤的时候乳头会更凹进去，而不能被牵拉出来，这种乳头凹陷可能的确会遇见一些哺乳困难。

解决办法：

（1）可以自己做一个装置（图12-8），取两个注射器，用软管将两个注射器头连接在一起，把无针栓的一侧扣在宝妈乳头上，然后轻轻拉动另一个注射器的针栓，利用负压原理把乳头吸出来，保持抽吸大概1分钟，然后赶快让宝宝吸吮。

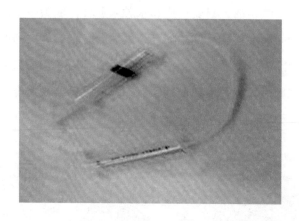

◆ 图 12-8　自制乳头凹陷抽吸装置

（2）采用手法提拉纠正乳头凹陷。以乳头为中心，食指和拇指放在乳晕两旁，先略向下压，再向两旁推开。然后再提拉，轻轻捻转、揉搓。做3～5分钟/次，2～3次/日。

（3）可以依靠双头电动吸奶器，每天抽吸到奶瓶中喂给宝宝，实现母乳喂养。

如何发现宝宝舌系带短的问题？

宝妈纠正了哺乳姿势后，依旧发现乳头破损加重，需要检查宝宝的唇系带、舌系带是否有问题。宝妈可以用乳头诱导宝宝张嘴，如果舌系带较短，宝宝的舌头是无法抬高的，也不能伸出舌头至下牙槽外；如果唇系带短，上唇无法有效外翻，也是造成宝妈乳头不断破损的重要诱因。

发生急性乳腺炎该如何处理？

1. 表现

当乳房出现红、肿、热、痛，或出现团块，一碰就痛，体温在 38.5℃ 以上时，就要考虑是否患上了哺乳期急性乳腺炎（图 12-9）。

哺乳期乳腺炎分为 3 个阶段：包括乳汁淤积、急性炎症、乳腺脓肿。乳汁淤积和急性炎症如未及时治疗，会导致症状进一步加重，发展成为乳腺脓肿（图 12-10）。

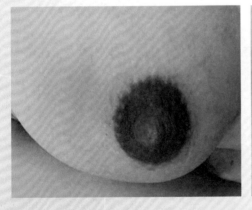
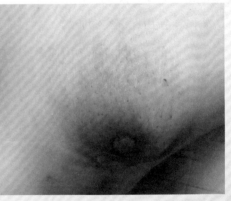

◆ 图 12-9　急性乳腺炎时局部出现红肿疼痛　　　　◆ 图 12-10　乳房脓肿

2. 处理方法

（1）继续坚持哺乳，有效移出乳汁是关键。因为有效移出乳汁是治疗乳腺炎最重要的环节，如未能及时将乳汁移出会增加患乳腺脓肿的风险。

（2）可以用水调散外敷乳房，喂奶前再用温湿毛巾将药物擦干净。

（3）遵医嘱使用药物，达到消炎散结、清热消痈的作用。

（4）保证充足的睡眠，充分休息，避免焦虑。

（5）当发生乳腺脓肿时一定要寻求医生的帮助，医生会根据情况在超声引导下进行穿刺排脓治疗，或者切开引流。

发生乳房湿疹该如何处理？

1. 原因

哺乳期引起乳房湿疹的病因比较复杂，可能因进食某些敏感食物，如鱼、虾、蛋等，或存在外源性因素，如花粉、日光、炎热等因素所导致，日常生活中应尽量避免。湿疹好发于乳晕，可表现为渗出、糜烂、干燥或苔藓样改变。

2. 解决办法

（1）查找并避免接触诱发因素。

（2）使用保湿类润肤剂。

（3）遵医嘱使用弱/中效激素软膏，涂抹 2 次/日，持续 2 周。哺乳后即刻涂抹，以保障药物作用时间。

发生乳汁淤积该如何处理？

1. 原因

（1）过度使用吸奶器，导致奶量过多，发生乳汁淤积。

（2）宝宝吸吮和含接姿势不正确。

（3）外伤或者内衣太紧，导致乳腺导管堵塞而肿胀发炎。

（4）这种"结块"现象往往一次只在一侧乳房发生。

2. 宝妈在家中"自救"

（1）按需进行哺乳，哺乳过程中宝妈可以用手指顺着乳腺管的走行，从乳房基底部到乳头方向进行轻轻按揉。

（2）可使用水调散外敷。取 10g 水调散以适量冷水搅拌成糊状，敷于患处。

（3）哺乳后要禁忌热敷乳房。

发生乳房血管痉挛该如何处理？

1. 症状表现

喂奶后，乳头从宝宝的嘴里抽出来时，会骤然感到乳房出现强烈的针刺样疼痛，乳头处颜色变浅、苍白，再慢慢恢复到正常的颜色。通常与乳头受到了冷刺激，血管收缩而导致血供不足有关。

2. 解决方法

（1）可以用吹风机的低温档，在每次喂奶后帮助乳头保暖。

（2）未哺乳时，乳头尽量经常暴露在空气中，以提高乳头对环境的耐受能力。

（3）选择舒适柔软的乳房罩，减少衣物对乳头的摩擦。溢乳垫潮湿后，建议适时更换。

（4）不必频繁清洗乳头，日常的洗澡就足够了。

发生白色念珠菌感染该如何处理？

当乳房发生念珠菌感染时，宝妈的乳头或乳晕变得发红发亮，出现持续烧灼样疼痛，可能放射到整个乳房。

念珠菌感染时需要母婴同治，可遵医嘱使用抗真菌类药物涂抹于宝妈的乳头和宝宝口腔内，要足量足疗程使用，否则容易耐药，必要时口服抗真菌药物，但需谨慎使用。

挤出的母乳如何储存？

母乳挤出来后，要尽快放到储奶容器中冷藏或者冷冻起来（图 12-11），储存温度不同，乳汁的保存时间也不同（表 12-1）。

表 12-1　母乳储存方法

地点	温度	时间	注意事项
室温	19 ～ 26℃	4 ～ 6 小时	应放置在阴凉处，用湿毛巾包裹维持冷度
冷藏	< 4℃	3 ～ 8 天	将母乳储存在冰箱冷藏室
单门冰箱冷冻	−15℃	2 周	应将母乳放置在冰箱后部，温度更恒定。随着时间的推移，母乳中的脂肪可能被破坏
双门独立冷冻	−18℃	3 ～ 6 个月	
专用冷柜	−20℃	6 ～ 12 个月	

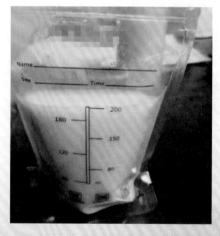

◆ 图 12-11　专业的储奶容器

如何回乳？

1. 自然回乳法

正常情况下，自然回乳法大约需要几天至一个星期。

（1）减少喂奶次数。

（2）加长喂奶间隔时间。

（3）缩短单次喂奶时间。

（4）少吃高蛋白食物及汤水。

（5）穿更为贴身的衣物。

2. 食物回乳法

（1）炒麦芽 120g，加水煎汤，分 3 次温服。

（2）蒲公英、炒麦芽各 60g，神曲 30g，花椒 l5g，将上药放入锅内，加 3 碗清水，煎至 2 碗取药液服用，每日 1 剂，早晚 2 次分服。

（3）焦山楂、炙神曲、炒麦芽各 30g，将上药放入锅内，加 3 碗清水，煎至 2 碗，即可服用。每日 1 剂，多次水煎，当茶频频饮用，连用 2 ～ 3 日。

（4）先将乳汁吸出到不感觉胀痛为止，每侧用芒硝 80 ～ 100g，置于纱布袋中，外敷于乳房上，1 ～ 2 次 / 日，芒硝潮解后需及时更换。

口服或外用中药回乳也有较好的效果，但需要在医生的指导下使用。

第十三篇

产后饮食调理

经历了十几个小时甚至更长时间的分娩镇痛，产妇的身体会筋疲力尽，所以产后多吃一些营养丰富的进补之品就成为一种惯例，同时为了宝宝的生长发育，促进宝妈充足泌乳，各种滋腻汤品也会被推崇至极。其实，进补是个技术活儿，何时进补？如何进补呢？就让我们一起探讨一下吧！

产后为什么进行饮食调理，调理的原则是什么？

由于分娩时精神紧张、腹部疼痛、大量出汗、出血及产后恶露排出等原因，造成产妇气血耗伤，身体处于非常虚弱的状态。因此，生产后需要恰当的饮食调养，以补益虚弱的体质，促进产后早日恢复。同时为了促进泌乳，保证奶水质量，满足产后新生儿生长发育的需要，在产后加强饮食调养对于产妇和新生儿都尤为重要。进食的原则如下：

1. 软：是指食物烹饪以细软为主

产妇吃的饭菜要煮得软一点，有利于消化吸收。避免吃油炸、坚硬的食物，因很多产妇在孕期就存在缺钙的现象，生产后体内的钙含量更是不足，出现牙齿松动，食过硬的食物会损伤牙齿。

2. 精：是指饮食宜精细，食量不宜过多

产后饮食以精细为主。过量的饮食除了会让产妇体重增加外，对于身体恢复并无益处。如果是母乳喂养，奶水也很多，食量可以比孕期稍增，但最多增加 1/5 的量即可；如果奶量正好够宝宝吃，则与孕期等量即可；如果不准备母乳喂养，那么食量和非孕期时差不多就可以。

3. 稀：是指食物水分要多一些

由于产妇基础代谢率比平时高，出汗多，再加上乳汁分泌影响，在哺乳期宜保证足够的液体摄入，多喝汤水是非常有益的，如鱼汤、鸡肉汤、米粥等。

4. 杂：是指食物品种要多样化

产后饮食虽有很多讲究，但也不宜太过忌口，荤素搭配还是很重要的，且食物的品种越丰富，营养就越均衡。

产后如何进行饮食调护？

产妇在刚生产后，机体虚弱，脾胃功能尚未恢复，饮食应当以少量多次、易消化的软烂食品和汤类为主。每日可吃 5～6 餐，每餐应尽量做到干稀搭配，荤素相宜。

1. 第 1 周

产后第一周的饮食调护主要以"排"为主。即选择促进子宫恢复、排毒、催乳的菜品，以清淡多汁为宜。

产妇由于体内激素水平大幅度下降，身体过度耗伤气血，第 1 天饮食应首选易消化、营养丰富的半流质食物，如鸡蛋汤、无糖藕粉、小米粥等。第 2、3 天应以米粥、烂面条等为主食。可以吃点青菜，少量瘦肉，如丝瓜鸡蛋汤、瘦肉冬瓜汤、红糖、花生、赤小豆、黄花菜、茭白、豆腐、莴苣等。

蔬菜中含有大量的维生素及矿物质，能够满足产后身体复原需要，提高乳汁的质量；另外在月子里产妇容易发生便秘和排便困难，蔬菜中含有大量的膳食纤维可促进肠蠕动，防止产后便秘。千万不要吃过多的油腻之物，以防止或减轻"生理性涨奶"。

如果是剖宫产要注意术后 6 小时内禁食，6 小时后可食用少量流质饮食，如米汤、菜汁等，不要食产气类的食物，如牛奶、豆浆、红糖等，以免引起腹胀。待排气后可进半流质饮食，如粥、面条、鸡蛋羹等，逐渐过渡到正常的饮食。推荐食谱如下：

（1）排骨蘑菇汤

原料：排骨 200g，蘑菇 50g，番茄 50g，料酒、盐适量。

做法：排骨洗净，用刀背拍松再敲断，然后加料酒、盐腌制 15 分钟。

锅中加入适量清水，煮沸后放入排骨，撇去浮沫，加少许料酒，用小火煮 30 分钟后，加入蘑菇再煮 10 分钟，放入适量盐、番茄片，煮沸即可食用。

（2）花生小米粥

原料：花生仁 30g，小米 100g。

做法：花生仁和小米洗净。

把小米和花生仁一起放入锅中，大火煮沸，转小火熬煮至黏稠即可食用。

2. 第 2 周

产后第 2 周的饮食调护主要以"调"为主。宜多食补益气血之品，调理产后气血虚弱，如五红汤、小米山药红枣粥、西红柿炖猪肝等，以促进淤血排出再补足新血，子宫内膜才能得到良好的恢复。推荐食谱如下：

（1）蘑菇海米冬瓜汤

原料：冬瓜 100g，海米 50g，蘑菇 50g，盐适量。

做法：冬瓜去皮，切成薄片，海米用温水泡发备用。

蘑菇洗净切丝，与海米、冬瓜片一起入锅，加入 1000mL 水同煮，将煮熟时放入盐调味即可。

（2）鸡肉山药粥

原料：大米 100g，山药 100g，鸡肉 200g，盐、葱花、植物油适量。

做法：山药去皮洗净，切小块，鸡肉洗净切成小丁入沸水焯一下，捞出沥干。

先将葱花爆香，放鸡肉丁翻炒熟后盛出备用。

大米淘洗干净，放入砂锅中，加适量水，大火烧开后加入鸡肉丁和山药块，继续烧开后转小火熬煮，直至粥熟加盐调味即可。

3. 第 3 周

产后第 3 周的饮食调护主要以"补"为主。可选择催乳食谱，同时开始进补。可以增加一些热量较高的食物，比如滋补的鸡肉、排骨汤，催乳的鲫鱼汤、猪蹄木瓜汤、通草鱼汤等。虽然月子饮食忌寒凉，但也可适当吃一点水果，如苹果、橙子等。推荐食谱如下：

（1）芹菜炒鳝丝

原料：鳝鱼 250g，芹菜、洋葱、水发玉兰片各 15g，白糖、水淀粉、香菜、高汤、植物油、盐各适量。

做法：将鳝鱼去骨，切成细丝；芹菜、洋葱、水发玉兰片洗净，切成细丝备用。

将植物油倒入炒锅中，在大火上烧热，放入鳝鱼丝，煸炒半分钟，再放入芹菜丝、洋葱丝和玉兰片丝，炒约 10 分钟，迅速盛出。

将炒锅再放大火上，加植物油烧热，放入刚盛出的各种原料，放入白糖、盐、高汤、水淀粉，炒匀后盛出，用香菜点缀即可。

（2）花生牛奶

原料：花生仁 35g，牛奶 250g。

做法：花生仁煮熟后，将花生仁和牛奶放入豆浆机中，榨煮熟透即可。

4. 第 4 周

产后第 4 周的饮食调护主要以"养"为主。此时可以选择更多温补的食物及新鲜蔬菜水果，如黄豆芽、莲藕、胡萝卜、菌类等，蔬菜中的纤维素不仅能增进食欲，防止产后便秘的发生，还能促进毒素排出。推荐食谱如下：

（1）海带脊骨汤

原料：海带丝、脊骨各 250g，盐少许。

做法：将海带丝及脊骨分别清洗干净备用。

蒸锅内倒入少量水，把洗好的海带丝放于蒸笼上，水烧开后继续蒸 15 分钟左右。

将脊骨用刀切成碎块，放入锅中炖汤，汤开后撇去浮沫，投入海带丝炖烂后加入少许盐，3 分钟后盛出即可。

（2）红枣豆浆

原料：黄豆 40g，红小豆、红枣各 20g，冰糖 10g。

做法：黄豆洗净用清水浸泡 10 ～ 12 小时，红小豆淘洗干净，用清水浸泡 4 ～ 6 小时；红枣洗净，去核，切碎。

将黄豆、红小豆和红枣倒入全自动豆浆机中，加水至上、下水位线之间，煮熟过滤后，加冰糖搅拌至化开即可。

产后饮食里可以添加调味品吗？

1. 食盐

传统观念认为，宝妈在产褥期吃盐会导致宝宝患上尿布疹，这是一个极大的理解误区。宝宝患上尿布疹其实是由于宝宝的皮肤娇嫩，极易被细菌侵袭，再加上被尿布包裹的小屁屁总是潮湿的，容易滋生细菌，与是否吃盐是没有关系的。如果不吃盐或少吃盐，宝妈体内钠元素的含量就会不足，易出现头晕、恶心、四肢无力的症状。通常来说，哺乳期宝妈因为要通过乳汁给宝宝传递营养，若饮食过咸，可能会对宝宝的肾脏造成负担，所以才会建议饮食清淡，但是不可忌盐，因产后排汗、排尿增多，体内盐分丢失较大，摄取适量的盐是非常必要的。

2. 味精

味精的主要成分是谷氨酸钠，在长时间的高温中烹调，谷氨酸钠就会转化为有致癌可能的焦谷氨酸钠。谷氨酸钠与体内的锌结合，转化为不能被机体"接受"的谷氨酸，虽然它会与尿液共同排出体外，但也会间接导致体内锌元素的流失。而母体内的谷氨酸钠会通过乳汁进入宝宝体内，引起宝宝厌食、智力发育迟缓、出现异食癖等缺锌现象。所以，为了产妇和宝宝的健康，哺乳期时一定要控制味精的摄入，或至少产后 3 个月内要控制味精的摄入。

3. 辣椒

食用辣椒等辛辣刺激之品，容易伤津、耗气、损血，加重气血亏虚，容易导致便秘。另外饮用浓茶、咖啡、酒等刺激性饮品，可使中枢神经兴奋而影响睡眠，还会导致胃肠功能紊乱，并且通过乳汁影响宝宝健康。

产后每天需要吃多少个鸡蛋？

常听说产妇坐月子多吃鸡蛋可以大补元气，有些产妇居然一天吃掉 10 个鸡蛋，这种说法是否科学呢？

鸡蛋清中含有优质蛋白质，很容易被人体吸收并转化为人体所需要的物质。鸡蛋黄中含有铁、卵磷脂和胆固醇。这对于分娩中丢失一定血液并消耗大量体力的产妇来说是一种极佳的补品，对身体恢复及乳汁分泌大有好处。

但食用过多鸡蛋会导致产妇体重增加、血脂增高、消化不良等，还容易引起便秘。另外，人体每日从食物中摄取胆固醇 200mg 即可满足身体需要，而胆固醇的吸收率只有 30%，200mg 大约相当于 1 个鸡蛋中的胆固醇含量或 3 ～ 4 个鸡蛋的胆固醇吸收量，然而随着胆固醇含量的增加，吸收率反而下降。因此，产妇月子里每天最多食用 3 ～ 4 个鸡蛋为宜。

产后宜过早大量喝油腻的汤吗?

分娩后家人会给产妇炖一些营养丰富的汤,如鸡汤、鲫鱼汤、猪蹄汤、花生排骨汤等,认为这样可以补充营养,促进身体恢复,还可增加奶水的分泌,使宝宝得到充足的母乳。

但过早过量服用这些油腻的汤水除了变胖外,对产奶没有半点帮助。因为这一时期乳腺开始分泌乳汁,乳腺管还不够通畅,如食用大量油腻的含脂肪较高的催奶汤类,反而容易导致乳腺管阻塞,发生乳汁淤积。

尤其老母鸡炖汤不但不能增乳,很可能会出现回奶现象。其原因是母鸡体内含有大量的雌激素,会降低泌乳激素的生成,反而影响了乳汁的分泌。

正确做法:选择不太油腻的鱼汤,很适合产妇食用,或者鸡蛋汤、蘑菇汤、白菜汤等也是不错的选择,如果煲肉汤一定要做得清淡一些,并把浮在表面的油层去掉后再喝。

产后可以长时间喝红糖水吗?

有些人认为,产妇在分娩后伤气失血,多饮红糖水可以补养身体,这种说法是不准确的。

红糖具有益气养血、健脾暖胃、驱散风寒、活血化瘀的功效,不仅可以帮助产妇补血,促进恶露排出,还有利于子宫复旧。但是过多饮用红糖水反而会使恶露增加,造成产妇过多失血,从而引起贫血。尤其在夏天坐月子的产妇过多地喝红糖水,会导致大量出汗,使身体更加虚弱,甚至引起中暑。

正确做法是从产后第 1 天开始喝红糖水,喝至 7 ~ 10 天为宜。

产妇月子里不宜吃蔬菜和水果吗？

过去老人们常说蔬菜和水果寒凉，产妇在月子里是不能吃的，而现如今的观念是主张月子里的饮食多样化，适量食用蔬菜和水果是非常有益的。

新鲜的蔬菜和水果中含有大量的维生素及矿物质，可促进产妇的身体恢复及乳汁分泌，尤其是维生素 C 具有止血和促进伤口愈合的作用。另外蔬果中含有大量的膳食纤维可促进胃肠蠕动，预防产后便秘。许多蔬菜还有通乳和促进乳汁分泌作用，比如丝瓜、莲藕、黄豆芽、黄花菜、莴笋、茭白等。适合产妇食用的新鲜水果有木瓜、猕猴桃、香蕉、橙子、红枣等，只要不过量或过凉食用即可。

产后需要补充钙和铁吗？

哺乳期有没有感觉到肌肉无力、腰酸背痛、牙齿松动？如果有，你可能缺钙了。因为哺乳会从宝妈的体内拿走一部分钙，所以哺乳期最应该补钙的是宝妈，而不是宝宝。宝妈须食用含钙丰富的食物，如海带、木耳等可作为首选，必要时遵医嘱用药。但不建议产妇自行吃太多药物性钙剂，因钙的摄取量过多，也会导致乳汁淤积。

产妇分娩时因身体失血及产后恶露的排出，产后需要适当地补铁补血。其中动物性食物中含有丰富的铁，如红肉或动物内脏等，且容易被人体所吸收，植物性食物中的铁不易被人体吸收，而蔬果中富含的维生素 C 可以促进植物性铁的吸收，所以产妇要吃蔬菜和水果。对于素食主义者，可以吃一些含铁丰富的谷物和坚果，如黑芝麻、花生、红小豆、黑豆、干枣、桂圆等，将其磨成糊糊喝，既补铁又补充蛋白质。

产后补血的食物有哪些？

由于分娩时出血量过多或产后血性恶露较多，会导致产妇或多或少出现贫血的状况，这时适当食用补气血的食物非常必要，如红糖、小米、鸡蛋、芝麻等。此外，排骨汤、牛肉汤、栗子鸡汤、阿胶瘦肉汤、枸杞鲫鱼汤、花生当归猪蹄汤等也是产后补益气血、促进子宫复旧的最佳选择。下面介绍几种具有补血功效的食物：

1. 桂圆　又称龙眼，含有丰富的铁元素和葡萄糖、蔗糖，产妇食用具有很好的补血功效。

2. 胡萝卜　含有丰富的胡萝卜素，能够帮助血液生成，可以用胡萝卜煮汤，做代茶饮。

3. 南瓜　含有钴元素和锌元素，钴元素能活跃人体的新陈代谢，促进造血功能，并参与人体内维生素 B_{12} 的合成，锌可以影响成熟红细胞的功能，因此南瓜是补血佳品。

4. 红枣　富含多种维生素和氨基酸，能增强骨髓的造血功能，增加红细胞的数量，有效改善产妇贫血状态。

但产妇注意不要进食乌梅、莲子、芡实、柿子等酸涩收敛类食物，以免阻滞血行，不利恶露排出。

喂奶的宝妈容易饿是否可以多吃或补充"夜宵"？

产妇往往因刚生产结束后体质虚弱，肚子里有种被"掏空"的感觉，尤其是哺乳的宝妈特别容易饿，会食量大增。

月子期间产妇身体尚虚，胃肠功能较弱，如果摄入太多食物，易造成胃肠功能紊乱，而且过剩的营养蓄积于体内会引起身体肥胖。因此，产妇饮食要保质适量，营养均衡且满足身体需要即可。

有些产妇在晚睡前容易感到饥饿，且影响睡眠，常常在晚睡前补充一些食物，要知道这样也是长肉的节奏。

晚上副交感神经活跃，很容易储存热量，吃完夜宵不久就上床睡觉，食物的热量就会转换成脂肪储存在身体内。如果夜宵吃的是高脂肪、高蛋白质的食物，很容易使血脂升高，胆固醇蓄积，增加肝脏负担，并且刺激肝脏制造更多的低密度脂蛋白，阻碍体内脂肪的燃烧，最终导致肥胖。此时如必须进食可选择酸奶、牛奶等奶制品，既可以解决饥饿问题，又有利于睡眠。

第十四篇
产后形体管理

怀孕期间，为了胎儿的健康成长，孕妈妈们或多或少都会增重。但是，有些人似乎有让人艳美的"长胎不长肉"体质，生完孩子后立马恢复少女身材。然而大多数人是孕育了宝宝，成长了自己，肚子套上了"游泳圈"，从此为恢复曼妙的身材开始尝试各种减肥方法，最终因方法不当不但减肥失败，还伤害了自己的身体。所以建议各位宝妈们根据自身产后恢复情况、不同时间和不同体质制定不同的减肥计划。

为什么产后容易肥胖？

由于女性怀孕期间和产后体内激素水平变化，身体产生较大的落差而致激素分泌紊乱，新陈代谢缓慢，体重增加。一方面是因为妊娠会引起下丘脑－性腺功能暂时紊乱，特别是脂肪代谢失去平衡。另一方面是因为我国有传统的"坐月子"习俗，在产后的头一个月内，为了哺乳，让宝妈吃下大量的高脂肪、高蛋白质食物，使摄入的营养物质远远超出机体需要量，而月子里体力活动较少，能量消耗大为降低，最终使机体脂肪细胞充盈，增加了肥胖的风险。

肥胖如何分型?

1. 体质性产后肥胖

先天就胖，主要是机体代谢缓慢，代谢速度不及合成速度，造成脂肪堆积。

建议：坚持饭后散步、快走或做产后运动，加快代谢速度。

2. 获得性肥胖

孕期、哺乳期过量饮食，且膳食不合理，偏爱甜食、油炸、高蛋白质类食物，导致产后肥胖。

建议：少吃油腻含糖高的食物，多吃蔬菜、水果等绿色食物，蔬果类可增加饱腹感，且膳食纤维丰富，可以促进胃肠蠕动，有利排便，减少肥胖发生概率。

3. 水肿型肥胖

孕期体内积存了大量的体液，手指或脚踝部出现水肿，在生产后仍未彻底消除，另外孕期甲状腺功能减退者，也会出现水肿现象。

建议：饮食清淡、少盐，多吃利尿类的食物，如冬瓜、芹菜等，每天进行腿部按摩或做踝泵运动（详见第十一篇）。

4. 紊乱型肥胖

紊乱型肥胖属于内分泌失调造成的肥胖。

建议：规律生活，不熬夜，保证充足睡眠，保持心情愉快。

什么样的体重算超重或肥胖?

1. 身体质量指数（BMI, Body Mass Index） 简称体质指数，是国际上常用的衡量人体胖瘦程度及是否健康的一个标准。

计算方式为：BMI= 体重（kg）/ 身高 ^{2}（m^2）

2. 体质指数分级标准（表 14-1） 每个人的 BMI 指数与体重密切相关，不同地区判断肥胖程度标准也不同，建议宝妈们参考此表管理好自己的体重吧。

表 14-1　体质指数分级标准

项目	WHO 标准	亚洲标准	中国标准
偏瘦	< 18.5	< 18.5	< 18.5
正常	18.5 ～ 24.9	18.5 ～ 22.9	18.5 ～ 23.9
超重	≥ 25	≥ 23	≥ 24
偏胖	25.5 ～ 29.9	23 ～ 24.9	24 ～ 27.9
肥胖	30.0 ～ 34.9	25 ～ 29.9	≥ 28
重度肥胖	35.0 ～ 39.9	≥ 30	≥ 30
极重度肥胖		≥ 40.0	

产后何时开始减肥？

产后每位宝妈都期待着自己变身辣妈，如果你是母乳喂养，其实在不知不觉中已经开始了你的减肥行动，因为母乳喂养会让你每天多消耗 300 ～ 500 大卡热量。

通常我们理解中的减肥，是指科学运动和控制饮食。自然分娩对身体是一种较大的应激反应，暂时不建议做剧烈的运动。建议产后月子期间可以做小幅度低强度的恢复运动，3 个月以后可适当增加训练强度，当然要循序渐进，量力而行。对于剖宫产者在伤口愈合良好和无痛的前提下，建议从和缓的运动开始进行科学训练（详见第十一篇）。

产后减肥有哪些注意事项？

1. 产后减肥可以控制饮食，但切忌节食，一定要保证营养均衡，饮食结构搭配合理。

2. 产后早期适当运动既有助于身体恢复，又能起到减肥的作用，但不可急于减肥而剧烈运动。

3. 产后减肥不能操之过急，一定要循序渐进地开始，尤其是哺乳的宝妈，合理安排运动与科学饮食，运动后及时补充水分，以保证泌乳。

4. 注意休息，保证充足的睡眠。如果睡眠不足的话，可能会造成内分泌功能紊乱，是很难实现减肥的。

5. 一旦出现产后便秘、产后贫血等问题，应暂缓瘦身计划。

哺乳期可以节食减肥吗？

很多宝妈完成分娩后，就急于节食减肥，却不知节食减肥本身就是一种非常不健康的做法。在分娩结束后宝妈的身体极度虚弱，并需要进行母乳喂养，此时节食会影响产后身体恢复和乳汁分泌。在妊娠期孕妈妈体重有所增加，但增加的大部分都是水分和脂肪，泌乳时这些水分和脂肪可以促进乳汁的形成，如果过度控制饮食，机体就会缺乏脂肪、蛋白质和水分的摄入，影响乳汁的分泌，并导致宝妈身体抵抗力下降。

哺乳期瘦身如何保证乳汁营养与泌乳量？

哺乳期每天通过乳汁消耗的能量有 300 ～ 500 大卡，所以，"喂奶"绝对是产后瘦身的绝佳方法！只要不是"胡吃海喝"，正常饮食都能边喂边瘦！

在哺乳期间，宝妈的饮食应注重质量而不过量，保证优质蛋白的摄入，如蛋、奶、鱼、禽等都是优质蛋白质的良好来源，新鲜的蔬菜和适量的水果还可以提供丰富的矿物质、维生素和膳食纤维。另外，运动时会丢失水分，为保证泌乳量，每天要摄入足够的水分，包括喝水、奶、汤和果汁、豆浆等。

哺乳期如何合理加餐？

哺乳是一件额外消耗体力的"工作"，因此哺乳期的宝妈即使正在进行减肥计划，也应保证除正常三餐外再加两顿点心，来满足额外的体力消耗。

点心的选择可以是适量的水果、脱脂奶、一小杯酸奶、一小把坚果、一小碗馄饨等。一定要避免食用过多高脂高糖类的食物。

如何运动才能快速燃烧脂肪？

运动不瘦的原因有很多种，最常见也最容易被忽视的就是运动心率不达标，导致燃脂效果不显著。当人体运动心率达到最大运动心率时，身体消耗脂肪的水平最高，并且保持运动超过 30 分钟，脂肪才能被分解。当运动心率不足时，脂肪消耗率较为低下，即使长时间运动，消耗的热量也不足。

建议在正式运动之前做一些预热动作以提升心率，如一分钟跳绳或者拉伸运动。或者在有氧运动前做 15 分钟左右的力量训练，快速消耗掉糖原，更有利于接下来依靠有氧运动分解脂肪。

对于一般人来说，运动的最佳时间选择在下午 3 点至晚 9 点，控制在 0.5 ～ 1 小时。这里所指的运动心率适用于健康人，有心脏疾病或其他基础病的宝妈除外。下面介绍几种常见运动 30 分钟消耗热量情况（表 14-2）。

表 14-2　常见运动 30 分钟消耗热量表

单位：大卡（Kcal）

运动类型	50 千克	55 千克	60 千克	65 千克	70 千克
慢走（4 公里 / 小时）	77	85	93	101	109
快走（6 公里 / 小时）	112	121	132	143	154
骑室内脚踏车	124	137	149	162	174
有氧舞蹈（视强度而定）	126	138	150	162	177
羽毛球、排球	128	140	153	166	179
篮球	150	165	180	195	210
爬楼梯	199	129	239	259	279
跳绳（60 ～ 80 下 / 分钟）	225	248	270	293	315
慢跑（8.7 公里 / 小时）	235	259	282	306	329
滑步机、划船机	237	261	284	308	332
游泳（蛙式）	297	324	354	384	414
游泳（自由式）	435	480	525	567	612

如想瘦身，怎样合理安排一日三餐的能量摄入？

减肥的原理是形成热量差，当每天摄入的热量小于消耗的热量时，身体就自然会变瘦。《中国居民膳食指南》建议，成年女性每日摄入热量应为 1800 大卡左右。如果想减肥，只要在此基础上减少 300 ～ 500 大卡就好，但每天摄入的热量尽量不要低于 1200 大卡，否则热量过低会使身体代谢降低，对健康和瘦身都不利。在控制热量的同时，还须保证三餐的营养均衡，食物种类多样，每顿吃到 7 分饱，以低脂肪、低糖分、高蛋白、多膳食纤维的食物为主，以保证给身体补充必要的营养素，这样减肥既不伤身，还有利于长期持续进行。具体饮食结构可参考下表合理选择（表 14-3）。

表 14-3　日常饮食热量表

主食 / 杂粮类		蛋奶 / 肉类		蔬菜类（生）	
食物	热量（大卡 /100g）	食物	热量（大卡 /100g）	食物	热量（大卡 /100g）
米饭	115	荷包蛋	199	胡萝卜	37
煮面条	109	水煮面	144	西红柿	16
馒头	221	牛奶	54	甜椒	16
新鲜河粉	220	酸奶	72	冬瓜	9
蒸红薯	90	黄油	717	黄瓜	16
土豆泥	89	奶酪	85	西兰花	26
小米粥	46	鸡肉（生、去皮）	148	菠菜	17
燕麦粥	66	牛肉（生）	125	芹菜	20
煮玉米	106	鸭肉（生、去皮）	135	香菇	26
土豆杂粮粥	70	瘦羊肉	118	芦笋	14

运动后感觉饥饿是否可以进食？

　　运动时，身体处于能量消耗状态，机体的血糖水平开始下降，代谢速度加快，就会产生饥饿感，有想吃东西的欲望。因此在高强度的运动之后，应适当补充一些高蛋白食物，如牛奶、鸡蛋、红肉等，帮助肌肉修复。

如何克服减重平台期？

出现减重平台期表示你的减重已经有了一定的成果，当体内脂肪消耗到一定程度时，脂肪不再大量消耗，这是机体产生的自我保护性措施，也是人体适应能力的一种表现。

每个人都可能出现减重平台期，持续时间也会有所不同，短的一周，长的可达几个月。此时不要焦虑，只要坚持控制饮食和运动计划，或适当增加运动强度，让脂肪重新分解消耗，平台期是可以突破的。

为什么会出现梨形身材呢？

上半身瘦、下半身胖的身材，通常被称为梨形身材。造成这种身材主要有4种原因：

1.遗传因素 若父母都是梨形身材，那就极可能会被遗传下来。

2.内分泌紊乱 尤其是雌激素分泌异常，最容易导致下半身肥胖。

3.不良坐姿 长期习惯性跷二郎腿，会令下肢的血液循环受阻，久而久之易导致下半身肥胖。

4.水肿 长期坐着不动，或是走路太多、吃盐过重，都会引起下半身水肿。

若想摆脱梨形身材，一定要克服坐姿上的坏习惯，尽量采取端坐位，或者在腰部放一个舒适的靠垫，坐半个小时就要起身活动，也可做勾脚背的动作或下肢屈伸运动，以利于下肢静脉回流。

在饮食方面，多吃一些冬瓜、海带等利水消肿的食物，有助于排除身体内多余的水分。

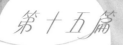

第十五篇
剖宫产瘢痕与妊娠纹管理

第一节　瘢痕修复

人体与生俱来就有自动修复的机制，当身体组织受到破坏时，就会立刻启动修复机制增生新的组织，这些增生组织就形成了瘢痕组织。

然而我们肉眼只能见到皮肤表面的瘢痕组织，最令人担忧的是皮下的"粘连"，剖宫产瘢痕透过皮肤深达筋膜、肌肉、内脏层，对产妇的盆腹腔的结构和功能造成较大的影响。

瘢痕是如何产生的？

1. 形成过程

瘢痕是指身体在手术、感染、炎症或外伤真皮层后，在 2～3 周修复过程中缺乏生理调控，胶原蛋白纤维过度增生和无序排列，并伴有杂乱的新生神经末梢，在身体外部表现是形成瘢痕，在身体内部表现是形成粘连（图 15-1）。

瘢痕常见的类型有普通瘢痕、萎缩性瘢痕、病理性瘢痕 3 种。

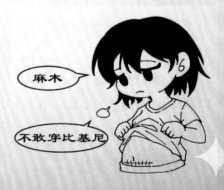

◆ 图 15-1　剖宫产后形成的瘢痕

2. 危害

瘢痕是由于修复（病理或创伤性）病变而形成的纤维化和结缔组织化的结果。剖宫产手术后，在体表形成的瘢痕经常是复杂的体内粘连系统唯一的表面征兆。

有研究证明，几乎 95% 的患者在开腹手术后都会出现粘连，在所有腹部区域的皮肤瘢痕和粘连评分之间发现显著的正相关。因为伤疤容易在邻近组织中形成肌筋膜激痛点，并有可能在远处组织中引发疼痛和功能障碍，是导致肠梗阻、腰背痛、肌筋膜疼痛综合征的一个重要影响因素。因此，剖宫产对产后女性的远期危害犹如一个隐藏着的"定时炸弹"。

剖宫产瘢痕的形成过程分为几个阶段？

伤口愈合是一个复杂的修复过程。在此过程中，身体会自动阻止出血、清洁和修复伤口，然后重建和修复受损的组织。瘢痕形成可分为 3 个阶段：

第一阶段：持续 2 ~ 4 天。首先凝血是阻止出血的血小板形成的，随后引发一系列的反应，以保护自己免受微生物和异物的侵害，从而对抗感染，伤口加速愈合，以减少新形成组织所占据的空间。

第二阶段：持续时间 10 ~ 15 天。形成肉芽组织，包括巨噬细胞、成纤维细胞和丰富的新生血管网，成纤维细胞开始产生胶原蛋白和弹性蛋白纤维。上皮细胞具有滑动机制，促进伤口收缩完成闭合。

第三阶段：为期两个月 ~ 两年。在这个阶段，胶原蛋白和弹性胶原蛋白的形成和重塑是一个持续的过程，逐渐形成丰富的血管网，瘢痕慢慢地继续成熟和成型。

临床中，在第一阶段应以控制感染为主；第二阶段为组织增生期，如果局部张力较大，可使用药物进行软化；第三阶段可以通过手法干预，但手法一定要轻柔。

剖宫产瘢痕会带来哪些影响？

剖宫产后形成的瘢痕粘连及内脏筋膜张拉结构异常，会给产后女性带来很多困扰。瘢痕分为病理性瘢痕和生理性瘢痕两种情况，其中病理性瘢痕影响极大。常见不良影响如下：

1.瘢痕局部出现奇痒、麻木、触痛、脱屑、组织增生、色素沉着等自觉症状。

2.引发盆底功能障碍性疾病，如尿失禁或膀胱过度活动、便秘、慢性盆腔疼痛、性交疼痛等。

3.引发肩颈疼痛不适、下腰背痛。

4.影响内脏功能，如子宫、附件、膀胱、肠道等脏器。盆腹腔内的脏器可能形成不同程度的粘连和固定，导致盆腔脏器粘连、肌筋膜疼痛，甚至不孕，也可引发胃肠道疾病，如消化不良、便秘、肠梗阻等。

5.影响血液循环，造成局部和双下肢供血不足，另外瘢痕在淋巴结特定区域的局部造成淋巴系统循环障碍。

6.影响功能活动表现，尤其是双下肢（包括髋、膝、踝关节）的活动，因为病理性瘢痕本质上是造成组织纤维化，形成比较不敏感的区域，使此链条上的肌筋膜链功能受限。

7.影响局部美观，易导致不良体态。由于皮肤组织炎症是一种微扰，因此对体位系统造成负面干扰，患者对疼痛或活动受限形成自我保护，出现代偿性姿势。

8.对情绪的影响，易引起情志不畅，如急躁、焦虑等不良情绪。

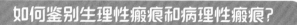

如何鉴别生理性瘢痕和病理性瘢痕？

1. 有意识地触摸、刺激瘢痕，如果是病理性瘢痕，瘢痕一侧的脉搏在短时间内通常变得更慢或更快。

2. 运动学测试，找身体的大关节，如肩关节，测试最大肌力，然后用3个手指指腹轻压瘢痕，再测试同一个关节的最大肌力。如果是病理性的，肌力会大幅减弱；如果是生理性的，肌力没有变化。

3. 温哥华瘢痕量表评估标准（表15-1）

表15-1　温哥华瘢痕量表

单位：毫米（mm）

参数	内容	分值（分）
色泽	色泽与正常皮肤近似	0
	色泽较浅	1
	混合色泽	2
	色泽较深	3
厚度	正常	0
	< 1mm	1
	≥ 1mm 且 ≤ 3mm	2
	> 3mm 且 ≤ 4mm	3
	> 4mm	4
血管分布	瘢痕红润程度与正常皮肤近似	0
	肤色偏粉红	1
	肤色偏红	2
	肤色呈紫色	3

参数	内容	分值（分）
柔软度	正常	0
	柔软（最小压力能使皮肤变形）	1
	柔顺（在压力下能变形）	2
	质硬（呈块状不能变形，有对抗阻力）	3
	弯曲（呈块状，伸展时会退缩）	4
	挛缩（永久性缩短导致残废与畸形）	5

说明：最高分 15 分，最低分 0 分，分数越高说明瘢痕情况越严重，反之则轻。

注意：必须采用专用玻片按压瘢痕 2 秒后观察。

剖宫产瘢痕的评估包括哪些内容？

1. 颜色。鲜红色、深紫色、浅紫色、淡粉色、白色。

2. 质地。坚硬、很硬、稍硬、柔软。

3. 活动度是否受限，哪个方向受限以及受限程度。

4. 有无疼痛与麻木。

5. 了解患者的心理状态。

如何治疗病理性瘢痕？

病理性瘢痕的治疗原则宜轻柔、循序渐进、由远及近、由浅至深。若瘢痕或撕裂处有渗出、出血、感染、近期痛感增加、阴道出血等不要进行瘢痕松解手法。

1. 过度敏感瘢痕

先脱敏，如遵医嘱采用超声波、外用药物、类固醇激素等治疗方法。

2. 徒手治疗

手法治疗（图 15-2）是通过施加于瘢痕周围组织的机械刺激产生效应，改善局部的静脉和淋巴循环，增加筋膜和肌纤维之间的滑动，达到改善疼痛、瘙痒和瘢痕粘连的作用，还可以缓解焦虑抑郁情绪。

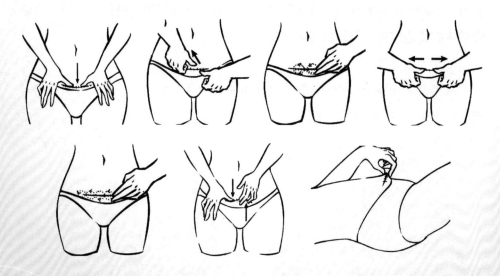

◆ 图 15-2　病理性瘢痕徒手治疗

（1）先用温热毛巾热敷并轻触脱敏，有助于放松瘢痕并增加局部血液循环。再顺着瘢痕的方向轻轻推动毛巾，带动皮下组织滑动，感受瘢痕慢慢放松。

（2）推挤。从外侧向瘢痕推挤后，做一个向上弹拨，促进筋膜层之间的松解，做 3 ～ 5 次。

（3）反向。由瘢痕旁分别向头和足端斜向扩张松解筋膜，每间隔 1 ～ 2cm 选定一个点，做 3 ～ 5 次。

（4）沿着瘢痕做"8"字形松解，做 3 ～ 5 次。

（5）弹拨。沿瘢痕的长轴反向牵拉再突然松开，做 3 ～ 5 次。

（6）固定点。画弧线、画圈圈松解，利用弹性回旋的作用，做 3 ~ 5 次。

（7）一只手向下推，另一只手向上拉，松解瘢痕牵缩与紧张，连续 5 ~ 10 次。

（8）捏住瘢痕轻轻向上方提拉，连续 5 ~ 10 次。

注意：伤口完全闭合后，可酌情介入手法治疗，但伤口仍有炎症或增殖期，则禁忌手法，否则可能会延迟愈合或加剧瘢痕增生。实施推拉手法时，避免摩擦皮肤，压力要渗透到筋膜层滑动，患者可感觉到组织被拉伸，但不应感觉到疼痛或能够耐受的轻微疼痛。

3. 肌内效贴扎

采用交叉式横跨牵拉贴扎法，在瘢痕一侧位置为锚定点，跨过瘢痕拉向对侧，拉力为 20% ~ 30%，两个拉力方向相反（图 15-3）。

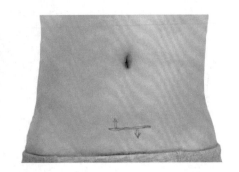 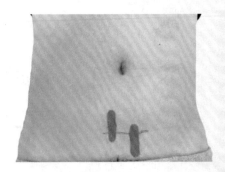

◆ 图 15-3　横跨牵拉贴扎法

4. 易罐松解瘢痕

将易罐吸附在瘢痕粘连处，较小的吸力可松解浅层筋膜，稍大的吸力可松解到深层筋膜（图 15-4）。

需要强调一点，剖宫产瘢痕的修复不能急于求成。一个瘢痕成熟稳定的时间可能要 1 ~ 2 年，其瘢痕管理也是一个长期的过程，还要明确瘢痕修复的目的，是软

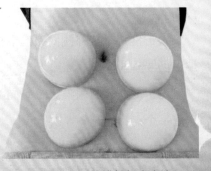

◆ 图 15-4　易罐松解瘢痕法

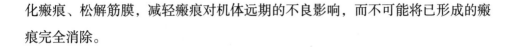

化瘢痕、松解筋膜，减轻瘢痕对机体远期的不良影响，而不可能将已形成的瘢痕完全消除。

如何呵护剖宫产手术瘢痕？

在产后康复工作中，我们常见到一些剖宫产术后的宝妈出现瘢痕增生、感染、粘连，甚至产后较长时间仍有麻木疼痛感，尤其影响美观，不敢再穿比基尼。那么剖宫产术后的早期呵护就显得极其重要。因此我们需**注意：**

1. 预防感染　保持皮肤清洁和干燥。

2. 提供伤口支持　早期适时使用腹带，提供愈合的机会，但不可长时间使用，并保持局部干燥。

3. 腹式呼吸　通过腹式呼吸对伤口处进行轻微的活动和放松，促进局部的血液循环。

4. 早期适当运动　剖宫产手术 24 小时后开始适当活动，如缓慢的室内行走。

5. 正确的母乳喂养姿势　避免坐姿不当或腹部过度用力收缩，对伤口产生牵拉而影响愈合。

6. 避免增加腹压的行为　如咳嗽、打喷嚏、便秘等。

7. 其他　避免伤口处的摩擦和搔抓，可适当涂抹止痒品，注意饮食宜清淡，多吃水果、蔬菜、瘦肉，忌食辛辣和饮酒。

第二节　妊娠纹管理

妊娠纹是很多产后女性留在身体上的噩梦般的印记。怀孕期间孕妇腹部增大及体内脂肪蓄积，导致腹部、臀部或大腿根部等处皮肤过度扩张，使弹性纤维拉伤或者断裂。这些妊娠纹随着时间的推移可以逐渐变淡，但却不会消失。

妊娠纹是怎么产生的？

妊娠纹是怀孕过程中产生的一种真皮线性皮肤损害，属于膨胀纹的一种。主要发病机制是由于孕期体内荷尔蒙水平增加，胎儿的生长，脂肪的增厚，腹围会逐渐增加，皮肤承受着机械张力，脂肪和肌肉等组织被逐渐拉伸，真皮层结缔组织损伤、胶原纤维和弹性纤维的破坏断裂而形成的纹理，本质是一种瘢痕（图 15-5）。

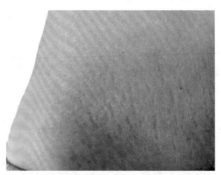

◆ 图 15-5　产后腹部出现的妊娠纹

有 60% ～ 90% 的孕妇会出现妊娠纹，待分娩后瘢痕纹理会逐渐变浅，但是不可能消失，因为这个断裂是不可逆的，因此预防妊娠纹的发生显得极为重要。

好发妊娠纹的相关因素有哪些？

1.好发人群

（1）有妊娠纹家族史的人。

（2）肤质。干性皮肤的人容易出现妊娠纹。

（3）年龄。年龄小于 20 岁或大于 30 岁的孕妇容易出现妊娠纹。

（4）孕期体重增加过多过快，皮肤弹性无法适应而形成妊娠纹。

（5）血液中维生素 C 含量过低，水分摄入不足者。

（6）松弛素分泌过低，皮肤弹性不能适应快速的增长。

（7）胎儿过大、羊水过多者。

2. 好发时期

孕妇大多在怀孕 20 ～ 24 周后开始出现妊娠纹，极少数的人在 20 周之前出现，部分孕妇在怀孕 3 个月左右会出现肚皮发痒的症状，初产妇最为明显。

3. 好发部位

妊娠纹好发部位常见于腋下、胸部、腰背、腹部、臀部、大腿，早期为暗红色/紫红色，晚期为白色/银白色。

不同时期妊娠纹的发展过程？

妊娠纹的发展通常分为损伤初期、损伤后期、稳定期 3 个时期，具体表现如下：

1. 损伤初期 红色、紫色，肿胀条纹，刚断裂时是红色的、紫红色的，类似于西瓜纹路一样。

2. 损伤后期 皮下出血凹陷，颜色开始变浅，从紫红色变成粉红色，再变成白色。

3. 稳定期 形成瘢痕及凹陷，呈白色。

如何预防妊娠纹？

1. 适龄孕育，最佳孕育年龄在 20 ～ 30 岁。

2. 孕前和孕期保持科学运动，促进身体血液循环，增加肌肉筋膜力量与弹性。

3. 控制孕期体重增加，每个月体重增长不超过 2kg，整个孕期体重增加控制在 10 ～ 15kg。

4. 加强孕期饮食调理，控制甜食、油炸食品及色素含量高的食物。宜多食用富含维生素 C 的新鲜蔬菜和水果，以及富含胶原蛋白的食物。每天保证 1000 ～ 1500mL 的汤水摄入，有水肿者要在专科医生的监测指导下适量饮水。

5. 注意皮肤保湿，从怀孕 3 个月左右开始，在妊娠纹好发部位（如下腹部、臀部、下胸部或四肢近端）涂抹一些橄榄油或妊娠纹霜，轻柔按摩，以滋润肌肤并增加延展性。

6. 对腹部较大或下垂者可使用托腹带，减缓皮肤的过度延展拉伸。

7. 保证充足的睡眠和愉悦的心情。

分娩后如何采取补救措施淡化妊娠纹？

目前对于妊娠纹的治疗方法有外用药物、激光治疗和手法治疗等。外用药物对祛除妊娠纹的作用非常有限，有的用美容激光治疗或采用手法淡化妊娠纹，但是无论哪种方法都只能淡化妊娠纹，并不能让妊娠纹完全消退。

1. 临床常用淡化妊娠纹的手法

（1）用 40 ～ 50℃的温水浸热毛巾，也可用盐袋在微波炉加热至 40 ～ 45℃后，放在有妊娠纹的部位热敷 3 ～ 5 分钟。

（2）松解局部浅筋膜层（腹部、下肢近端处进行全面松解），适当的提拉（提拉腹壁皮肤）3～5次，改善皮肤筋膜弹性（图15-6）。

（3）局部纹路拨动，固定局部皮肤，上下反复拨动3～5次（图15-7）。

（4）局部纹路提拉，提拉5～10秒后放开（图15-8）。

（5）相对按压反向牵拉再突然松开，即沿着纹路长轴从中间向两侧牵拉后突然松开，做3～5次（图15-9）。

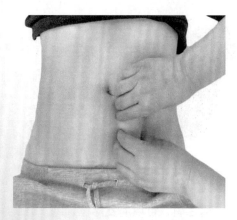

◆ 图15-6 松解局部浅层筋膜

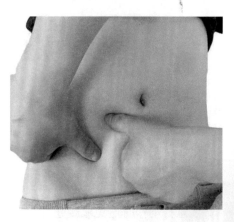

◆ 图15-7 局部纹路拨动

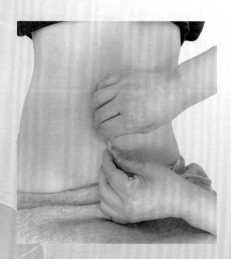

◆ 图15-8 局部纹路提拉

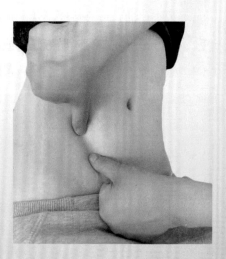

◆ 图15-9 反向按压牵拉纹路

2. 腹部肌肉激活训练

采用四点跪姿与腹式呼吸相结合，促进腹部肌肉筋膜恢复力量与弹性。

（1）四点跪位，双上肢与地面垂直，屈髋屈膝 90°，双膝和双足间距与髋同宽。

（2）吸气时腹部和盆底放松，呼气时腹部从两侧向肚脐收拢并向脊柱靠拢，同时收缩盆底，维持 3～5 秒，8～10 次 / 组，5～10 组 / 日（图 15-10）。

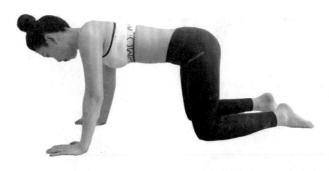

◆ 图 15-10　腹部肌肉激活训练

注意： 动作时避免塌腰翘臀。如果手腕部疼痛，可取肘支撑位训练。

3. 外用药物治疗

（1）苦杏仁油：配合按摩手法，可降低妊娠纹的发生。

（2）抗妊娠纹霜：可预防妊娠纹或降低其严重程度。

（3）橄榄油：可保持皮肤湿润，可能具有预防的作用。

4. 物理因子治疗

（1）超声波治疗仪。

（2）射频治疗仪。

（3）激光治疗仪。

（4）光子色素再生仪。

参考文献

［1］王建六，廖利民，任东林.盆底医学［M］.北京：北京大学医学出版社，2021.

［2］朱兰，郎景和.女性盆底学［M］.北京：人民卫生出版社，2008.

［3］（瑞士）埃里克·富兰克林著，庄仲华译.富兰克林盆底疗法［M］.北京：北京科学技术出版社，2021.

［4］冯进.妇产科护理学［M］.北京：中国中医药出版社，2016.

［5］（法）布朗蒂娜·卡莱·热尔曼.盆底运动解剖书［M］.北京：北京科学技术出版社，2020.

［6］尤利亚娜·阿夫拉姆.产后身体修复计划［M］.北京：北京科学技术出版社，2020.

［7］马良坤.协和专家教你产后恢复身材棒［M］.北京：电子工业出版社，2017.

［8］（澳大利亚）PE PaPa Petros 著，罗来敏译.女性骨盆底：基于整体理论的功能、功能障碍及治疗［M］.上海：上海交通大学出版社，2007.

［9］李建华，李旭红，王楚怀，等.盆底功能障碍性疾病诊治与康复：康复分册［M］.杭州：浙江大学出版社，2020.

［10］李建华，张广美，谢臻蔚，等.盆底功能障碍性疾病诊治与康复：妇产分册［M］.杭州：浙江大学出版社，2019.

［11］（德）弗朗西丝·利斯纳著，戴从言译.盆底功能12周康复方案［M］.北京：北京科学技术出版社，2020.

［12］董守义，耿翠芝.乳腺疾病诊治［M］.第 3 版.北京：人民卫生出版社，2019.

［13］任钰雯，高海凤.母乳喂养理论与实践［M］.北京：人民卫生出版社，2018.

［14］Karen Wambach，Becky Spencer，高雪莲，孙瑜，张美华译.母乳喂养与人类泌乳学［M］.第 6 版.北京：人民卫生出版社，2021.

［15］（美）琼·杨格·米克，温妮·语著，魏伊慧译.美国儿科学会母乳喂养指南［M］.北京：北京科学技术出版社，2017.

［16］于松.产妇月子护理与产后恢复 800 问［M］.北京：人民邮电出版社，2012.

［17］丁翔.产后体质调养［M］.广州：广东科技出版社，2017.

［18］牛晓宇.女性盆底康复学［M］.成都：四川大学出版社，2019.

［19］（德）伯恩哈德·赖歇特著，王红星，刘守国译.触诊技术体表解剖［M］.第 2 版.天津：天津科技翻译出版公司，2019.

［20］（日）竹内京子，冈桥优子著，李健，陆长青译.骨盆解剖及功能训练图解［M］.北京：北京科学技术出版社，2019.

［21］（英）约翰·吉本斯著，朱毅，王雪强，李长江译.骨盆和骶髂关节功能解剖：手法操作指南［M］.北京：北京科学技术出版社，2018.

［22］刘海兵，唐丹，曹海燕，等.温哥华瘢痕量表的信度研究［J］.中国康复医学杂志，2006（03）：240-242.

［23］兰小曼.产后腹直肌分离康复研究进展［J］.全科护理，2020,18(11)：1321-1324.

［24］吴维毅，胡萍，周宇.产后腹直肌分离症的研究进展［J］.中国社区医师，2019，35（10）：11-12.

［25］涂晋梅，郑彩霞，王晓晖，等.孕产妇耻骨联合分离的临床防治［J］.中国妇幼保健，2006，21（21）：2946-2947.

［26］高洁.耻骨联合分离产妇 20 例临床康复护理体会［J］.承德医学院

学报，2015，32（6）：507-508.

［27］冯艳霞，张洁，张月，等．产后盆底康复治疗研究进展［J］.中国计划生育和妇产科，2016，8（8）：3-6.

［28］石洪峰，蔡菲，宗敏茹，等．物理治疗产后耻骨联合分离的临床疗效分析［J］.中国妇幼保健，2017，32（18）：4562-4563.

［29］Lewit K，Olsanska S. Clinical Importance of Active Scars:Abnormal Scars as a Cause of Myofascial Pain［J］.Journal of Manipulative&Physiological Therapeutics，2004，27（6）：399-402.

［30］Lee S，Miwa Y，Nishimura R，et al.Effects of Trehalose and Sodium Carboxymethyl Cellulose on Prevention of Organ Adhesion after Laparotomy:A Preliminary Study［J］.Japanese Journal of Veterinary Anesthesia&Surger，2009，40（2）：19-26.

［31］Aarons CB，Cohen PA，Gower A，et al.Statins（HMG-CoA reductase inhibitors）decrease postoperative adhesions by increasing peritoneal fibrinolytic activity［J］.Annals of Surgery，2007，201（2）：S12-S12.

［32］D Kokanali，MK Kokanali，Topcu HO，et al.Are the cesarean section skin scar characteristics associated with intraabdominal adhesions located at surgical and non-surgical sites［J］.Journal of Gynecology Obstetrics&Human Reproduction，2019，48（10）：839-843.

［33］谢娇，宋悦．前盆腔脏器脱垂的研究进展［J］.临床与病理杂志，2018，38（9）：2039-2044.

［34］CHEUNG RYK，CHAN SSC，SHEK KL，et al. Pelvic organ prolapse in Caucasian and East Asian women：a comparative study［J］.Ultrasound in Obstetrics & Gynecology，2019，53（4）：541-545.

［35］Wu JM，Visco AG，Grass EA，et al.Matrix metalloproteinase-9genetic polymorphisms and the risk for advanced pelvic organ pro-lapsed［J］.Obstet Gynecol，2012，120（3）：587-593.

［36］李霞，刘培淑，毛洪鸾，等.山东部分社区盆底功能障碍性疾病的流行病学研究［J］.山东大学学报，2011，49（5）：66-70.

［37］丛云凤，高永梅，闫金梅，等.慢性疾病对女性盆腔器官脱垂发病的影响［J］.中国妇幼保健，2011，26（31）：4821-4822.

［38］张月，韩萍，张洁.妊娠、分娩所致盆底功能障碍性疾病的研究现状［J］.中国煤炭工业医学杂志，2015，18（6）：1054-1059.

［39］刘诗宇，张欣，孟祥.专业督导下盆底康复功能训练治疗阴道分娩所致盆腔脏器脱垂的疗效分析［J］.当代医学，2021，27（1）：140-141.

［40］马晓.Kegel 训练法促进产妇产后盆底肌恢复及预防盆腔脏器脱垂与压力性尿失禁发生的效果观察［J］.内蒙古医学杂志，2020，52（7）：849-850.

［41］Goldstein AT，Pukall CF，Brown C，et al.Kellogg-Spadt S: Vulvodynia：assessment and treatment［J］.J Sex Med.2016，13：572-590.

［42］Rosen NO，Pukall C.Comparing the prevalence，risk factors，and repercussions of postpartum genitopelvic pain and dyspareunia［J］.Sex Med Rev，2016，4：126-135.

［43］McDonald E A，Gartland D，Small R，et al.Dyspareunia and childbirth：a prospective cohort study［J］.BJOG，2015，122：672-679.

［44］Vegunta Suneela，Kling Juliana M，Faubion Stephanie S.Sexual Health Matters: Management of Female Sexual Dysfunction［J］.J Womens Health（Larchmt），2016，25：952-954.

［45］MacNeill C.Dyspareunia［J］.Obstet Gynecol Clin North Am，2006，33：565-577.

［46］孟醒.湿性换药联合红外线理疗对会阴侧切口的临床效果观察［J］.中国现代药物应用，2022，16（02）：53-56.

［47］徐敬武.山楂功效堪称仙［J］.医学文选，1991，（03）：73.

［48］Haylen BT，de Ridder D，Freeman RM，et al.An International

Urogynecological Association（IUGA）/International Continence Society（ICS）joint report on the terminology for female pelvic floor dysfunction［J］.Int Urogynecol J, 2010, 21（1）: 5-26.

［49］葛静玲，范玲.物理与药物疗法治疗女性膀胱过度活动症疗效对照分析［J］.中国实用妇科与产科杂志，2013，29（7）：584-586.

［50］陈涛，文建国.新型抗胆碱能药物治疗膀胱过度活动症的Ⅱ期临床研究进展［J］.河南医学研究，2017，26（8）：1403-1404.

［51］赵祥虎，马明，徐亮，等.呼吸训练在产后压力性尿失禁中的应用［J］.中国康复理论与实践，2018，24（6）：720-725.

［52］Dumoulin C, Hay-Smith J, Mac Habée-Séguin G, et al.Pelvicfloor muscle training vs.no treatment, or inactive controltreatments, for urinary incontinence in women: A short-versionCochrane systematic review with meta-analysis［J］.Neurourol Urodyn, 2015, 34（4）: 300-308.

［53］Monteiro S, R iccetto C, Araújo A, et al.Efficacy of pelvicfloor muscle training in women with overactive bladder syndrome:a systematic review［J］. Int Urogynecol J, 2018, 29（11）: 1565-1573.

［54］何慧，周冬梅，郑翠，等.盆底肌训练联合胫神经电刺激对老年女性急迫性尿失禁的治疗作用［J］.实用老年医学，2019，33（12）：1172-1175.

［55］中华医学会妇产科学分会妇科盆底学组.盆腔器官脱垂的中国诊治指南（2020年版）［J］.中华妇产科杂志，2020，55（5）：300-306.

［56］杜彦芳，蒋妍，黄向华.女性尿失禁的分类及诊断标准［J］.实用妇产科杂志，2018，34(03)：164-167.